中国古医籍整理丛书

伤寒类书活人总括

南宋·杨士瀛 撰

孔祥亮 杨 学 赵文冰 校注

中国中医药出版社

·北 京·

图书在版编目（CIP）数据

伤寒类书活人总括／（南宋）杨士瀛撰；孔祥亮，杨学，赵文冰校注 . —北京：中国中医药出版社，2015. 12

（中国古医籍整理丛书）

ISBN 978-7-5132-3071-1

Ⅰ．①伤… Ⅱ．①杨… ②孔… ③杨… ④赵… Ⅲ．①《伤寒论》－研究 Ⅳ．①R222. 29

中国版本图书馆 CIP 数据核字（2015）第 321732 号

中 国 中 医 药 出 版 社 出 版
北京市朝阳区北三环东路 28 号易亨大厦 16 层
邮政编码 100013
传真 010 64405750
保定市中画美凯印刷有限公司印刷
各地新华书店经销

*

开本 710×1000 1/16 印张 12 字数 78 千字
2015 年 12 月第 1 版 2015 年 12 月第 1 次印刷
书 号 ISBN 978-7-5132-3071-1

*

定价 38. 00 元
网址 www. cptcm. com

国家中医药管理局
中医药古籍保护与利用能力建设项目
组织工作委员会

项目专家组

顾　问　马继兴　张灿玾　李经纬

组　长　余瀛鳌

成　员　李致忠　钱超尘　段逸山　严世芸　鲁兆麟
　　　　郑金生　林端宜　欧阳兵　高文柱　柳长华
　　　　王振国　王旭东　崔　蒙　严季澜　黄龙祥
　　　　陈勇毅　张志清

项目办公室（组织工作委员会办公室）

主　任　王振国　王思成

副主任　王振宇　刘群峰　陈榕虎　杨振宁　朱毓梅
　　　　刘更生　华中健

成　员　陈丽娜　邱　岳　王　庆　王　鹏　王春燕
　　　　郭瑞华　宋咏梅　周　扬　范　磊　张永泰
　　　　罗海鹰　王　爽　王　捷　贺晓路　熊智波

秘　书　张丰聪

前　言

　　中医药古籍是传承中华优秀文化的重要载体，也是中医学传承数千年的知识宝库，凝聚着中华民族特有的精神价值、思维方法、生命理论和医疗经验，不仅对于传承中医学术具有重要的历史价值，更是现代中医药科技创新和学术进步的源头和根基。保护和利用好中医药古籍，是弘扬中国优秀传统文化、传承中医学术的必由之路，事关中医药事业发展全局。

　　1949 年以来，在政府的大力支持和推动下，开展了系统的中医药古籍整理研究。1958 年，国务院科学规划委员会古籍整理出版规划小组在北京成立，负责指导全国的古籍整理出版工作。1982 年，国务院古籍整理出版规划小组召开全国古籍整理出版规划会议，制定了《古籍整理出版规划（1982—1990）》，卫生部先后下达了两批 200 余种中医古籍整理任务，掀起了中医古籍整理研究的新高潮，对中医文化与学术的弘扬、传承和发展，发挥了极其重要的作用，产生了不可估量的深远影响。

　　2007 年《国务院办公厅关于进一步加强古籍保护工作的意见》明确提出进一步加强古籍整理、出版和研究利用，以及

"保护为主、抢救第一、合理利用、加强管理"的方针。2009年《国务院关于扶持和促进中医药事业发展的若干意见》指出，要"开展中医药古籍普查登记，建立综合信息数据库和珍贵古籍名录，加强整理、出版、研究和利用"。《中医药创新发展规划纲要（2006—2020）》强调继承与创新并重，推动中医药传承与创新发展。

2003～2010年，国家财政多次立项支持中国中医科学院开展针对性中医药古籍抢救保护工作，在中国中医科学院图书馆设立全国唯一的行业古籍保护中心，影印抢救濒危珍本、孤本中医古籍1640余种；整理发布《中国中医古籍总目》；遴选351种孤本收入《中医古籍孤本大全》影印出版；开展了海外中医古籍目录调研和孤本回归工作，收集了11个国家和2个地区137个图书馆的240余种书目，基本摸清流失海外的中医古籍现状，确定国内失传的中医药古籍共有220种，复制出版海外所藏中医药古籍133种。2010年，国家财政部、国家中医药管理局设立"中医药古籍保护与利用能力建设项目"，资助整理400余种中医药古籍，并着眼于加强中医药古籍保护和研究机构建设，培养中医古籍整理研究的后备人才，全面提高中医药古籍保护与利用能力。

在此，国家中医药管理局成立了中医药古籍保护和利用专家组和项目办公室，专家组负责项目指导、咨询、质量把关，项目办公室负责实施过程的统筹协调。专家组成员对古籍整理研究具有丰富的经验，有的专家从事古籍整理研究长达70余年，深知中医药古籍整理研究的重要性、艰巨性与复杂性，履行职责认真务实。专家组从书目确定、版本选择、点校、注释等各方面，为项目实施提供了强有力的专业指导。老一辈专家的学术水平和智慧，是项目成功的重要保证。项目承担单位山东中医药大学、南京中医药大学、上海中医药大学、福建中医药大学、浙江省中医药研究院、陕西省中医药研究院、河南省中医药研究院、辽宁中医药大学、成都中医药大学及所在省市中医药管理部门精心组织，充分发挥区域间互补协作的优势，并得到承担项目出版工作的中国中医药出版社大力配合，全面推进中医药古籍保护与利用网络体系的构建和人才队伍建设，使一批有志于中医学术传承与古籍整理工作的人才凝聚在一起，研究队伍日益壮大，研究水平不断提高。

本着"抢救、保护、发掘、利用"的理念，该项目重点选择近60年未曾出版的重要古医籍，综合考虑所选古籍的保护价值、学术价值和实用价值。400余种中医药古籍涵盖了医经、基础理论、诊法、伤寒金匮、温病、本草、方书、内科、外科、女科、儿科、伤科、眼科、咽喉口齿、针灸推拿、养生、医案医话医论、医史、临证综合等门类，跨越唐、宋、金元、明以迄清末。全部古籍均按照项目办公室组织完成的行业标准《中医古籍整理规范》及《中医药古籍整理细则》进行整理校注，绝大多数中医药古籍是第一次校注出版，一批孤本、稿本、抄本更是首次整理面世。对一些重要学术问题的研究成果，则集中收录于各书的"校注说明"或"校注后记"中。

"既出书又出人"是本项目追求的目标。近年来，中医药古籍整理工作形势严峻，老一辈逐渐退出，新一代普遍存在整理研究古籍的经验不足、专业思想不坚定等问题，使中医古籍整理面临人才流失严重、青黄不接的局面。通过本项目实施，搭建平台，完善机制，培养队伍，提升能力，经过近5年的建设，锻炼了一批优秀人才，老中青三代齐聚一堂，有效地稳定了研究队伍，为中医药古籍整理工作的开展和中医文化与学术的传承提供必备的知识和人才储备。

本项目的实施与《中国古医籍整理丛书》的出版，对于加强中医药古籍文献研究队伍建设、建立古籍研究平台，提高古籍整理水平均具有积极的推动作用，对弘扬我国优秀传统文化，推进中医药继承创新，进一步发挥中医药服务民众的养生保健与防病治病作用将产生深远影响。

第九届、第十届全国人大常委会副委员长许嘉璐先生，国家卫生计生委副主任、国家中医药管理局局长、中华中医药学会会长王国强先生，我国著名医史文献专家、中国中医科学院马继兴先生在百忙之中为丛书作序，我们深表敬意和感谢。

由于参与校注整理工作的人员较多，水平不一，诸多方面尚未臻完善，希望专家、读者不吝赐教。

国家中医药管理局中医药古籍保护与利用能力建设项目办公室
二〇一四年十二月

许 序

"中医"之名立，迄今不逾百年，所以冠以"中"字者，以别于"洋"与"西"也。慎思之，明辨之，斯名之出，无奈耳，或亦时人不甘泯没而特标其犹在之举也。

前此，祖传医术（今世方称为"学"）绵延数千载，救民无数；华夏屡遭时疫，皆仰之以度困厄。中华民族之未如印第安遭染殖民者所携疾病而族灭者，中医之功也。

医兴则国兴，国强则医强。百年运衰，岂但国土肢解，五千年文明亦不得全，非遭泯灭，即蒙冤扭曲。西方医学以其捷便速效，始则为传教之利器，继则以"科学"之冕畅行于中华。中医虽为内外所夹击，斥之为蒙昧，为伪医，然四亿同胞衣食不保，得获西医之益者甚寡，中医犹为人民之所赖。虽然，中国医学日益陵替，乃不可免，势使之然也。呜呼！覆巢之下安有完卵？

嗣后，国家新生，中医旋即得以重振，与西医并举，探寻结合之路。今也，中华诸多文化，自民俗、礼仪、工艺、戏曲、历史、文学，以至伦理、信仰，皆渐复起，中国医学之兴乃属必然。

迄今中医犹为国家医疗系统之辅，城市尤甚。何哉？盖一则西医赖声、光、电技术而于20世纪发展极速，中医则难见其进。二则国人惊羡西医之"立竿见影"，遂以为其事事胜于中医。然西医已自觉将入绝境：其若干医法正负效应相若，甚或负远逾于正；研究医理者，渐知人乃一整体，心、身非如中世纪所认定为二对立物，且人体亦非宇宙之中心，仅为其一小单位，与宇宙万象万物息息相关。认识至此，其已向中国医学之理念"靠拢"矣，虽彼未必知中国医学何如也。唯其不知中国医理何如，纯由其实践而有所悟，益以证中国之认识人体不为伪，亦不为玄虚。然国人知此趋向者，几人？

国医欲再现宋明清高峰，成国中主流医学，则一须继承，一须创新。继承则必深研原典，激清汰浊，复吸纳西医及我藏、蒙、维、回、苗、彝诸民族医术之精华；创新之道，在于今之科技，既用其器，亦参照其道，反思己之医理，审问之，笃行之，深化之，普及之，于普及中认知人体及环境古今之异，以建成当代国医理论。欲达于斯境，或需百年欤？予恐西医既已醒悟，若加力吸收中医精粹，促中医西医深度结合，形成21世纪之新医学，届时"制高点"将在何方？国人于此转折之机，能不忧虑而奋力乎？

予所谓深研之原典，非指一二习见之书、千古权威之作；就医界整体言之，所传所承自应为医籍之全部。盖后世名医所著，乃其秉诸前人所述，总结终生行医用药经验所得，自当已成今世、后世之要籍。

盛世修典，信然。盖典籍得修，方可言传言承。虽前此50余载已启医籍整理、出版之役，惜旋即中辍。阅20载再兴整理、出版之潮，世所罕见之要籍千余部陆续问世，洋洋大观。

今复有"中医药古籍保护与利用能力建设"之工程，集九省市专家，历经五载，董理出版自唐迄清医籍，都400余种，凡中医之基础医理、伤寒、温病及各科诊治、医案医话、推拿本草，俱涵盖之。

噫！璐既知此，能不胜其悦乎？汇集刻印医籍，自古有之，然孰与今世之盛且精也！自今而后，中国医家及患者，得览斯典，当于前人益敬而畏之矣。中华民族之屡经灾难而益蕃，乃至未来之永续，端赖之也，自今以往岂可不后出转精乎？典籍既蜂出矣，余则有望于来者。

谨序。

第九届、十届全国人大常委会副委员长

许嘉璐

二〇一四年冬

王 序

中医学是中华民族在长期生产生活实践中，在与疾病作斗争中逐步形成并不断丰富发展的医学科学，是中国古代科学的瑰宝，为中华民族的繁衍昌盛作出了巨大贡献，对世界文明进步产生了积极影响。时至今日，中医学作为我国医学的特色和重要医药卫生资源，与西医学相互补充、相互促进、协调发展，共同担负着维护和促进人民健康的任务，已成为我国医药卫生事业的重要特征和显著优势。

中医药古籍在存世的中华古籍中占有相当重要的比重，不仅是中医学术传承数千年最为重要的知识载体，也是中医为中华民族繁衍昌盛发挥重要作用的历史见证。中医药典籍不仅承载着中医的学术经验，而且蕴含着中华民族优秀的思想文化，凝聚着中华民族的聪明智慧，是祖先留给我们的宝贵物质财富和精神财富。加强对中医药古籍的保护与利用，既是中医学发展的需要，也是传承中华文化的迫切要求，更是历史赋予我们的责任。

2010 年，国家中医药管理局启动了中医药古籍保护与利用能力建设项目。这既是传承中医药的重要工程，也是弘扬优秀民族文化的重要举措，不仅能够全面推进中医药的有效继承和创新发展，为维护人民健康做出贡献，也能够彰显中华民族的璀璨文化，为实现中华民族伟大复兴的中国梦作出贡献。

相信这项工作一定能造福当今，嘉惠后世，福泽绵长。

国家卫生与计划生育委员会副主任

国家中医药管理局局长

中华中医药学会会长

王国强

二〇一四年十二月

马 序

新中国成立以来，党和国家高度重视中医药事业发展，重视古籍的保护、整理和研究工作。自 1958 年始，国务院先后成立了三届古籍整理出版规划小组，分别由齐燕铭、李一氓、匡亚明担任组长，主持制订了《整理和出版古籍十年规划（1962—1972）》《古籍整理出版规划（1982—1990）》《中国古籍整理出版十年规划和"八五"计划（1991—2000）》等，而第三次规划中医药古籍整理即纳入其中。1982 年 9 月，卫生部下发《1982—1990 年中医古籍整理出版规划》，1983 年 1 月，中医古籍整理出版办公室正式成立，保证了中医古籍整理出版规划的实施。2002 年 2 月，《国家古籍整理出版"十五"（2001—2005）重点规划》经新闻出版署和全国古籍整理出版规划领导小组批准，颁布实施。其后，又陆续制定了国家古籍整理出版"十一五"和"十二五"重点规划。国家财政多次立项支持中国中医科学院开展针对性中医药古籍抢救保护工作，文化部在中国中医科学院图书馆专门设立全国唯一的行业古籍保护中心，国家先后投入中医药古籍保护专项经费超过 3000 万元，影印抢救濒危珍、善、孤本中医古籍 1640 余种，开展了海外中医古籍目录调研和孤本回归工作。2010 年，国家财政部、国家中医药管理局安排国家公共卫生专项资金，设立了"中医药古籍保护与利用能力建设项目"，这是继 1982～1986 年第一批、第二批重要中医药古籍整理之后的又一次大规模古籍整理工程，重点整理新中国成立后未曾出版的重要古籍，目标是形成并普及规范的通行本、传世本。

为保证项目的顺利实施，项目组特别成立了专家组，承担咨询和技术指导，以及古籍出版之前的审定工作。专家组中的许多成员虽逾古稀之年，但老骥伏枥，孜孜不倦，不仅对项目进行宏观指导和质量把关，更重要的是通过古籍整理，以老带新，言传身教，培养一批中医药古籍整理研究的后备人才，促进了中医药古籍保护和研究机构建设，全面提升了我国中医药古籍保护与利用能力。

作为项目组顾问之一，我深感中医药古籍保护、抢救与整理工作的重要性和紧迫性，也深知传承中医药古籍整理经验任重而道远。令人欣慰的是，在项目实施过程中，我看到了老中青三代的紧密衔接，看到了大家的坚持和努力，看到了年轻一代的成长。相信中医药古籍整理工作的将来会越来越好，中医药学的发展会越来越好。

欣喜之余，以是为序。

中国中医科学院研究员

马继兴

二〇一四年十二月

校注说明

《伤寒类书活人总括》七卷，系南宋名医杨士瀛撰。杨士瀛，字登父，号仁斋，南宋三山（今福建福州）人，生卒年未详，约生活于南宋时期（13世纪）。杨士瀛出身于医学世家，自幼习医，对《内经》《难经》《伤寒论》等古典医籍及历代医学名著研究颇深，其学上宗汉魏，下逮两晋、隋唐以至宋金，博采众长，融会贯通，独成一家，在脉学、伤寒、儿科及内科杂病方面均有所成就。其于辨证论治多独具卓识，尤以"气为血帅"之说对后世影响颇深。主要著作除本书外，尚有《仁斋直指方论》《仁斋直指小儿方论》《医脉真经》和《察脉总括》等。

《伤寒类书活人总括》以仲景《伤寒论》、朱肱《类证活人书》为主，对脉证合参、寒温病及相似证的鉴别多有发挥，对临床辨证论治有重要的指导价值。原书刊行后，历代均有刊刻。现存刻本五种，其中刊印最早、内容最好的是南宋景定元年（1260）环溪书院刻本，刻印精良并进行精校的是清道光八年（1828）棠樾鲍氏重校木活字本。本次整理以宋景定元年（1260）环溪书院刻本为底本（简称"原本"），清道光八年（1828）棠樾鲍氏重校木活字本为主校本（简称"道光本"），明嘉靖二十八年（1549）朱崇正附遗本（简称"明本"）及清四库全书本（简称"四库本"）为参校本。元刻本一种，未能查阅。

本次整理的具体方法如下：

1. 原本为竖排繁体字，现改为横排简体字。并采用现代标点符号，对原书进行标点。

2. 凡原本中因写刻致误的明显讹字，均予以径改，不出校。如“燥”“鞭”，径改为“躁”“鞕”。

3. 异体字均以现代通行的简体字律齐，不出校。如“蚘”“衂”，径改为“蛔”“衄”。

4. 原本古字“志”“胎”等一律径改为“痣”“苔”。

5. 原本通假字如“傅”通“敷”、“拳”通“蜷”，一律保留原字，并出注说明。

6. 对个别冷僻字词如“啘”“�”“崇朝”“咸藏”等进行简明注释及必要注音。

7. 原本方名“圆”者，为“丸”之避讳字，一律改成“丸”。

8. 原本每卷卷次前均有“新刊仁斋伤寒类书活人总括”，卷一前有“三山名医仁斋杨士瀛登父撰次，建安儒医翠峰詹宏中洪道校定”，卷一末有“增修仁斋伤寒类书活人总括卷之一”，卷二末有“仁斋伤寒类书活人总括卷之二”，卷三至卷七末有“新刊仁斋伤寒类书活人总括卷之三”“新刊仁斋伤寒类书活人总括卷之四”“新刊仁斋伤寒类书活人总括卷之五”“新刊仁斋伤寒类书活人总括卷之六”“新刊仁斋伤寒类书活人总括卷之七”等字样，今从简，一并删去。

9. 原书有注的，以小字予以区分。

10. 原目录有误之处据正文改正。

目 录

卷之一

活人证治赋理内通彻，攻取阴阳

一、论风、寒、暑、湿、温、
热诸种脉证治法

风缓寒紧太阳病，自汗，脉浮缓，为伤风，用桂枝汤；无汗，脉浮紧，为伤寒，用麻黄汤。伤风证见寒脉，伤寒证见风脉，则二药兼用。张氏云：凡服桂枝汤而吐者，其后必吐脓血。诸可汗证服麻黄汤之后，发烦目瞑，剧者必衄血，衄乃解①。寻常感冒，不换金正气散加川芎。燥实内热者，人参败毒散与之。世俗多以五积散为常用之剂，然其用药温燥，但可施之寒湿，其他证候服之误人。

暑虚热洪中暑与夏月热病，外证皆相似，但中暑脉虚弱，肢节不疼；热病脉洪盛，肢体痛重。中暑，与香薷散、小柴胡汤；小便不通，五苓散。夏月热病，用药不可太温，如表证，当用桂枝汤、麻黄汤之类，须以黄芩、升麻佐之。其有表里俱热，经日不解而脉数者，竹叶汤②可量与之。中暑何以脉虚？暑伤气而不伤形，热则气散也。夏月登途，十神汤亦能解暑。

春曰温，斑曰毒春病曰温，脉浮紧，其病轻，夏至以前是也。

---

① 解：原无，据明本补。
② 竹叶汤：《类证活人书》亦名竹叶石膏汤。

春病发斑疹者曰温毒，寸脉洪数，尺脉实大，其病重，盖阴气衰而阳气盛也。春温，升麻葛根汤；热多者，小柴胡汤。温毒用败毒散、葛根橘皮汤，并加紫草、芍药。

坏如疟，痓①如风坏病曰温疟。尺寸脉弦盛，先热后寒，吐汗下积之余证也。温疟先热后寒，及寒热相等者，并小柴胡汤。先寒后热，小柴胡汤加桂。若脉紧实，大便秘，大柴胡汤下之。痓如风痫，脉沉迟弦细，项背强急，身体反张。刚痓无汗，柔痓有汗。先谵②语者发刚痓，先手足冷者发柔痓，并属太阳。盖先伤风，又感寒湿致之，阳沉于阴之中，故其脉沉细。痓最难痊，十救一二。湿家发汗太过亦作痓。刚痓，麻黄葛根汤；柔痓，桂枝加葛根汤。

风温湿温，自汗多发汗逆风温脉浮。张氏③云：寸脉浮滑，尺脉濡弱④，盖素伤于风，因而伤热⑤所致也。湿温，寸脉濡弱，尺脉小急⑥，素伤于湿，因而伤暑所致也。外证并多自汗，谨勿发表⑦，表汗则逆。风温，人参羌活散、小柴胡汤、葳蕤⑧汤。湿温，通用除湿汤、五苓散。湿气胜，身痛⑨，大便滑，与术附汤。暑气胜，烦渴，

---

① 痓（zhì 至）：病名。同"痉"。下文同。

② 谵（zhān 詹）：《集韵》作"疾而寐语也"，即因病而说梦话，睡梦中说胡话。

③ 张氏：即张机，字仲景，东汉医家，著《伤寒杂病论》。

④ 寸脉浮滑尺脉濡弱：《伤寒论·伤寒例第三》作"阳脉浮滑，阴脉濡弱"。

⑤ 热：原无，据明本补。

⑥ 寸脉濡弱尺脉小急：《伤寒论·伤寒例第三》作"阳脉濡弱，阴脉弦紧"。

⑦ 表：原无，据明本补。

⑧ 葳：原作"桵"，据道光本改。下同。

⑨ 痛：原无，据明本补。

大便秘，白虎加苍①术汤。

风湿中湿，有便秘与便通风湿脉浮虚，大便秘，小便利，身痛微肿，风气与湿②气相搏然也。中湿脉沉缓，大便利，小便秘，身痛发黄，风雨袭③虚，山泽蒸气然也。风湿，通用败毒散，小便不利者五苓散④。中湿，通用除湿汤、五苓散。大便利，小便亦自利，术附汤。

已上总名伤寒。

二、论阴阳虚盛、表汗里下及表里余证

原夫阳虚则阴从内出而恶寒，阴虚则阳自外入而结热经云：阳虚则外寒，阴虚则内热。阳虚于表，故阴出而乘之，所以恶寒而肢肤怯冷也。阴虚于里，故阳入而乘之，所以结热而燥，胃干而大便硬秘也。出入之间，寒暑则变。

恶寒者为表邪，汗则必愈；结热者为里病，下之随彻阳虚阴盛，表病里和，汗之而愈，属桂枝汤、麻黄汤、葛根解肌汤。阴虚阳盛，里病表和，下之而愈，属小承气汤、大柴胡汤、大承气汤。随轻重而度用之，不过除邪辅正而已。原韵四句，汗下纲领。表证脉浮，里证脉实，有能察脉以辨其表里，验证以审其汗下，治法无余蕴矣。脉微迟，坏病虚烦、咽干、诸血、诸动气，并不可汗。脉浮涩，小便清或少、呕吐、厥逆、喉塞、诸动气，并不

① 苍：原无，据明本补。
② 与湿：原无，据明本补。
③ 雨袭：原无，据明本补。
④ 散：原无，据明本补。

可下。

非汗候，又不可下，表里无证但解和非汗证，又非下证，小柴胡汤随证加减为良。解表加桂，通里加枳壳，半表半里证亦主之，败毒散、和解散可以参用。若经多日不大便，目中不明了，或热不止，脉虽浮数，可小承气汤、大柴胡汤下之。

有浮脉，复作里烦，内外俱见惟渗泄渗泄以五苓散利小便。若久不大便，而小便反清者，与桂枝汤。若心下满，大便硬，头汗出，微恶寒，与小柴胡汤。又桂枝人参汤，即理中汤加桂，可以解表和里；桂枝加大黄汤，可以解表攻里，皆主治表里俱见之证。

三、论随变随应，不可拘以日数
及荣卫腑脏受病浅深

意曰脉以证别，证因脉寻据脉以验证，问证而对脉，证如此，脉亦如此，一依条例用药。证与脉略同，则加减于其间；证与脉大异，则消息①揣量，俟其形见，然后以某证某药条例主之。凡治伤寒，贵乎纤悉问证。

阳②脉浮长弦而盛，阴家细微缓而沉太阳脉浮，阳明脉长，少阳脉弦，太阴脉沉细，少阴脉沉带③紧，厥阴脉微缓，尺寸俱如此。手六经，足六经，经有十二，伤寒只传足六经。

始证遽阳盛即下胃腑始得病便为阳盛入内之证，即属阳明。

---

① 消息：斟酌。
② 阳：原作"汤"，据四库本、道光本改。
③ 带：底本漫漶，据明本补。

阳明即胃腑也，用小承气汤下之，不必拘以一二日在太阳。

初得若脏病直温少阴阳受病则在腑，阴受病则入脏。发于阳则先属太阳，发于阴则先属少阴，此二经受病最多。若初得病便作脉沉，厥冷恶寒，即是少阴，用干姜甘草汤、四逆汤温之。少阴反发热证，麻黄细辛附子汤。少阴属肾，太阳属膀胱，合为脏腑，此二经受病最多者，谚曰伤寒偏打下虚人是也。

如脉浮多日以有表，但病在太阳而究心张氏云：凡病至十余日，太阳证犹在而脉浮者，但治太阳①，不可拘以日数，桂枝麻黄各半汤主之。

皮肤为卫，血脉为荣，荣行中，卫行外卫行脉外在皮肤，荣行脉中在血脉。风伤卫气，其病浅，故用桂枝汤以解肌；寒伤荣气，其病深，故用麻黄汤以发汗。合而谓之太阳表证也。

肌肉属胃，阴证属脏，胃入里，脏尤深荣卫之下为肌肉，阳明主之。肌肉之下为脏，三阴主之。胃者，阳证之里；脏者，阴证之里。入胃当下，入脏当温。胃腑为里，脏则又深于里者矣。

四、论一证之中有表有里

岂不以恶寒一也，外热属阳，无热属阴太阳恶寒，脉浮，有热，用桂枝汤、麻黄汤。少阴恶寒，脉沉，无热，用理中汤、四逆汤。太阴、厥阴皆不恶寒，然厥阴只有一证，大汗出，热不去，中拘急，肢体疼，下利，厥逆，不恶寒者，四逆汤主之。

---

① 凡病……但治太阳：《伤寒论·辨太阳病脉证并治第六》作"太阳病，十日以去，脉浮细而嗜卧者，外已解。设胸满痛，与小柴胡汤。脉但浮者，与麻黄汤"。

发热一也，不渴为表，见渴为里表有热，不渴，小柴胡加桂。里有热，口燥烦渴，身热，四肢厥而脉滑，白虎加人参汤。欲知内有热内无热，但以饮食喜冷喜热试之。太阳发热则恶寒，阳明发热则自汗，少阳发热则呕。

有先温乃汗之证厥阴下利，腹满身疼，先温里，乃发表，温里用四逆汤，发表用桂枝汤。

有先解后攻之理太阳病不解，热结膀胱，其人喜忘，如狂，而血自下，下者愈。若外不解，可先与桂枝汤。外已解，但小腹结急，乃以桃仁承气汤攻①之。

身疼作热诊之浮则腑候外应，体痛自利沉而得则脏家病起均是身体疼痛，脉浮发热者，表未解，用桂枝汤；脉沉自利者，里不和，用四逆汤。凡下利须辨阴阳，三阳下利身热，太阴下利手足温，少阴、厥阴下利身冷。

热而忪②满、哕曰支饮；凉而胁坚、呕为里水身热干呕，嗽喘微利，心下忪忪，此为表有水，小青龙汤汗之。身凉干呕，汗出短气，微嗽微利，心下痞满，引胁硬痛，此为表已解而里有水，十枣汤下之。经云：诸有水气，目下微肿③。

体如火，反欲被，寒在骨髓，热在皮肤；身极冷，犹恶衣，寒在皮肤，热在骨髓表热里寒者，脉沉而迟，先与阴旦

---

① 攻：原作"政"，据道光本改。

② 忪（zhōng 中）：心跳，惊惧。

③ 诸有水气目下微肿：《素问·评热病论》作"诸有水气者，微肿先见于目下也"。

汤①；寒已，用小柴胡汤加桂。里热表寒者，状如热厥，脉沉而滑，先与白虎加人参汤；热已，用桂枝麻黄各半汤。又少阴恶寒而蜷，时烦，不欲厚衣，大柴胡汤下之②。

五、论病在三阴当温，病在胸膈可吐，
及合病并病治法，误汗、误下、
失汗、失下诸变证

大抵无身热、无头疼，则温以阴经之剂身热、头疼多是阳证，三阴证例无身热、无头疼，盖诸阴经络上至颈而不至头故也，理中汤、甘草干姜汤、四逆汤温之。惟厥阴呕吐涎沫，有头疼而无身热，用吴茱萸汤。少阴有反发热而无头疼，然其脉沉，不可误下，以麻黄细辛附子汤温而表之。但阴证终无大热，亦无汗，纵有微热，亦或下利，手足厥也。世俗不识阴证者，多每遇伤寒必欲发汗，请以上项条例鉴之。

有痰妨、有胸满，则吐其膈上之怂病在胸膈，或多痰，或邪气妨满而怔忪者，可吐之，用瓜蒂散、栀子豉汤或盐汤。脉微者不可吐，只用半夏、茯苓、枳壳、桔③梗、陈皮之剂。

三阳明俱可下，惟合病恶寒者，有表当汗太阳阳明，本太阳病，因汗、下、利小便后，胃中燥，大便坚，小便数，属脾约丸。不恶寒，反恶热，大便秘，或谵语，属调胃承气汤。少阳阳明，本少阳病，因发汗、利小便后，胃中燥，大便难，亦属调胃承气汤。

---

① 阴旦汤：《类证活人书》阴旦汤为桂枝汤加黄芩，原方生姜易干姜。
② 少阴……下之：《伤寒论·辨少阴病病脉证治第十一》作"少阴病，恶寒而蜷，时自烦，欲去衣被者，可治。"
③ 桔：原作"北"，据道光本改。

正阳阳明，即本经自病，属小承气汤、大承气汤。三者俱可下，惟太阳阳明合病而有恶寒之证，此则病在表，却当汗之，用麻黄桂枝各半汤。又喘条，太阳阳明合病，喘而胸满者，不可下，可与麻黄汤，盖麻黄主喘故也。少阳阳明合病，下利，脉弦者，木克土，名曰负，不治。

并太阳在外解，若归根入胃者，本条用攻太阳、阳明先合病，然后并归一经，但见太阳证者可汗，但见阳明证者可下。

所以阳盛有桂枝之毙，阴多戒承气之冲桂枝下咽，阳盛即毙，以火济火也。承气入胃，阴盛以亡，以水济水也。

当下而汗，为无阳，为厥竭，为谵语；当汗而下，为痞气，为懊憹，为结胸当下而误汗，则外泄其正气，内之邪气乘虚而出焉；当汗而误下，则内泄其正气，外之邪气乘虚而入焉。又有伏阳证候而脉沉伏，尤不可误用热药温之，轻则变证，重则害人，常须体认。下厥上竭者，由其妄汗动血，口鼻耳目有血出也。懊憹者，真气内虚，客气动膈，懊恼烦郁之状。

失下则血凝气滞以热厥当下不下，血气不通，故热深则厥深也。热厥初得病，身有热，其脉沉滑，指爪时温，小承气汤主之。

失汗则热闭狂忘而蓄脓当汗不汗，蓄热化为毒血，喜忘如狂，昏迷谵语，心忪语短，眼闭目红，漱水躁烦，喘满痛闷，骨热肤哄，背冷足寒，小便多，大便黑，小腹结急，皆血证也。轻者犀角地黄汤，重者桃仁承气汤，三黄丸，抵当汤、丸，取尽黑物为度。若外不解者，用先解后攻条例。经云：血在上则忘，血在下则狂①。

---

① 血在上则忘……则狂：《素问·调经论》作"血并于上，气并于下，心烦惋善怒；血并于下，气并于上，乱而喜忘"。

下后脉数久^①便坚，当解瘀红之毒无表里证，已下后，脉数不解，消谷易饥，至六七日不大便者，有瘀血也，属抵当汤。

少者热壮与断下，转加热闷之凶少实人壮热，下利，若用药止之，则转加热闷而死矣。

六、论审证投药不可轻用

尝考夫无汗烦躁而脉浮紧者，可服青龙无汗脉紧为伤寒，烦躁脉浮为伤风。若无汗而烦躁，其^②脉浮紧，此为伤风见伤寒证候，风寒俱盛，小青龙汤^③汗之。

无汗喜渴而脉单浮者，勿投白虎无汗脉浮，表未解而阴气盛，虽渴，不可用白虎，太寒，可小柴胡汤。若汗后脉洪大而渴，则为里有热，乃可用白虎汤。或脉浮滑而渴，则为表里皆热，亦可用白虎汤。盖滑在浮之下生，血气实，滑脉当作里证。大抵白虎汤主病在太阳、阳明之间，若全谓太阳则表证已解，全谓阳明则大便不结，盖表里之间有热，故用之。然而当用白虎汤者，可且与竹叶汤。

用热远热之为当，用寒远寒而后愈冬温夏清，用药亦然，谓如夏月桂枝汤加黄芩，冬月柴胡汤加桂是也。嗜饮酒者，不可用桂枝。热呕者，不可用生姜。伤寒服药，中病即止，后服不必

---

① 久：四库本作"大"。

② 其：原作"具"，据四库本改。

③ 小青龙汤：据本书卷三《伤风见寒伤寒见风脉证》及《伤寒论·辨太阳病脉证并治第六》"不汗出而烦躁者，大青龙汤主之"，似应作"大青龙汤"。

尽剂。

　　阳明自汗引饮，则五苓散非可轻进阳明汗多，以利小便为戒。汗多则胃燥，虽渴不可用五苓散，恐利其小便，胃愈燥也，可竹叶汤。此渴证与其他不可①。

　　太阳自汗数尿，则桂枝汤不容妄取桂利小便，自②汗数尿，津液已泄，故不可与桂枝汤。误服桂枝，得之便厥，但用甘草干姜汤、芍药甘草汤，甘辛以表之，皆去桂甘③。

　　发散为阳药以甘辛，涌泄为阴剂惟酸苦阳虚阴盛，汗之则愈，故用甘辛发散以助阳，甘辛之药为能复其阳气也。阴虚阳盛，下之则愈，故用酸苦涌泄以助阴，酸苦之剂为能复其阴气也。

　　口噤咬齿大承气刚痉咬齿，口噤④，胸满，脚挛，大承气汤主之。

　　吐取豉行瓜蒂散、栀子豉汤皆用豉。

　　奔豚动气用桂心动气曰奔豚。桂利小便而泄之，故动气药中多用桂。大抵水结不散，气与之搏，即发奔豚，治法多利小便，谨勿汗下。或用理中汤去术加桂。盖肾恶燥，故去术也。

　　呕由姜主呕家圣药是生姜，《千金》之说信矣。然气逆作呕，生姜散之；痰与水作呕，半夏逐之。呕有热有寒，生姜于寒证最便；若遇热呕，不可无乌梅。

---

① 可：据文义，似应作"同"。
② 自：原作"句"，据上文及道光本改。
③ 甘：疑当作"枝"。
④ 噤：诸本并作"禁"，据上文改。

七、论脉证顺逆及诸恶证不治

又当知阴病阳脉，与汗后而平静者活；阳病阴脉，兼汗已而疾洪者亡阴病阳脉则不成①，阳病阴脉则不永②。得汗而脉静者生，汗已而脉躁疾者死。故汗后复热，其脉躁疾，狂言不食，曰阴阳交，不治。凡汗后复热，脉浮数或洪大者，为表证犹在，当再汗之；若脉沉实则下之。尺寸脉俱虚，而热不止者，不治。七八日已上发大热者，难治。大发湿家汗则成痉。热而痉者，不治。又厥逆冒昧无脉，服药后脉不至，或脉暴出者，并死③。

厥而烦，加吐泻，肾证未易保少阴证，四肢厥冷，吐利烦躁，不治，盖真阳气绝而虚阳独用④也。

厥而利，反能食，除中何以当厥阴证，厥逆下利，当不能食，反能食者，曰除⑤中，不治。张氏云：胸中如虫啮，粥入则出，盖暴多食，一顿而绝也。

或气出呕闷，或肢冷脐硬张口出气，干呕，或目眶陷，不治。上气喘粗，心下疰闷⑥，不治。四肢冷，脐下绞痛，如石硬者，逆。

---

① 成：《类证活人书》同。道光本作"死"。
② 永：原作"水"，据《中藏经·阴阳大要调神论》及《类证活人书》改。道光本作"生"。
③ 又厥逆冒昧……并死：《伤寒论·辨少阴病脉证并治第十一》作"少阴病，下利，脉微者，与白通汤。利不止，厥逆无脉，干呕烦者，白通加猪胆汁汤主之。服汤脉暴出者死，微续者生。白通加猪胆汤"。
④ 用：原作"川"，据四库本改。
⑤ 除：原作"阴"，据上文及道光本改。
⑥ 疰（zhù 注）闷：中恶痞闷。

或口噤汗战，或肝弦土伤汗出如油，口噤肉战，呻吟喘促者，死。六七日传厥阴经，脉来浮缓，此为胃气全，其病欲愈，荣卫将复，寒热作而大汗解。若脉弦，为厥阴肝经移气克土，脾①受贼邪，不治，故有耳聋、舌卷、囊缩之证。又阳明少阳合病，下利脉弦，木②克土，不治。

两感之与脏结脏厥两感乃阴阳二经双传，最恶，不治，有本条。脏结者，证如结胸，舌上苔滑，虽能饮食，然时时下利，脐腹引阴筋急痛，不治，有本条。脏厥者，七八日肌肤冷，下利，发躁，无时暂安，不治。

多日而为毒阴毒阳阳气暴绝，病为阴毒；阴气暴绝，病为阳毒，非得汗不能复其正气。然此二毒随气逆上，结伏于胸中，皆令人心腹筑痛。有自利者，有用药而不得利者，并要随其寒温而利逐之，庶几毒泄，则暴绝之气复，荣卫流行，自然大汗而解矣。药证详见本条。凡阴阳二毒，急作救疗，过六七日者，不治。

烦躁结胸结胸证具，更加烦躁者，逆。盖阴气内绝而孤阳不生也。

重暍寻衣而直视误发湿温汗，曰重暍，不治。目直视，口鼻黑，手寻衣缝，最逆。形体黯惨，直视摇头，为心绝，不治。狂言直视，遗尿，为肾绝，不治。喘满下利，妄言直视，亦死。又日晡潮热，独语直视如怪，甚则循衣摸床，但谵语者，承气汤下之。下后脉弦者生，脉涩者死。弦为阳，涩为阴，是阳病见阴③脉也。

---

① 脾：明本、四库本、道光本并作"肝"。

② 木：原作"本"，据道光本改。

③ 见阴：原无，据明本补。

缩囊咳逆厥阴唇青，舌卷黑而肾囊缩者，死。伤寒腹满而泄，或咳逆不止者，死。

离经代脉以皆①戕损脉离经，一呼一至为不及。至脉离经，一呼二至为太过。惟阴易阳易二证有之。代脉动而中止，不能自还，因而复动，元气绝也，并不治。张氏曰：脉乍数乍疏者，死。又曰：伤寒，脉结代，心动悸，炙甘草汤主之。

八、论变例法当通变

断之曰阳明无汗，少阴反热，取表以温阳明反无汗，皮上如虫行，此为久虚，用术附汤、建中汤温之。又阳明脉浮，无汗而喘，可发汗，用麻黄汤。又阳明脉迟，汗出多，微恶寒者，表未解也，用桂枝汤。少阴反发热，脉虽沉，麻黄细辛附子汤微汗之。又少阴反发热，自利，厥逆，无脉，用通脉四逆汤。又少阴病二三日，常见少阴无阳热中满之证，用麻黄附子甘草汤。少阴亦有反自汗证，见无阳咽痛条。太阴腹满，脉浮，与桂枝汤。

少阴口燥，阳明汗多，急攻其内少阴口燥，咽干而渴，恐肾汁干，大承气汤急下之者②。口燥，自利，心下痛，则为积证，亦用承气汤。少阴恶寒而蜷，时烦，不欲衣被，为表寒里热，大柴胡汤下之。少阴多日，脉③腹满不大便，可与承气汤。阳明发热，汗出多，恐胃汁干，大承气汤急下之。又太阳结热在里，往来寒热；太阳发热吐利，心下痞硬；太阳无表里证，发热多日，大便难，并用大柴胡汤

---

① 以皆：原无，据明本补。
② 者：道光本无，原本疑衍。
③ 脉：道光本无，原本疑衍。

下之。此亦变例。

下腹满，下缩囊，皆阴证之下剂太阴腹满时痛，桂枝加大黄汤。若腹满而脉浮，则表证犹在，只用桂枝汤微汗之。厥阴舌卷囊缩，为毒气入脏，承气汤下之。厥阴下利谵语，脉不微细，与小承气汤。

温漏虚，温涩脉，乃阳家之温辈太阳证发汗，漏不止，拘急，恶风；太阳风湿八九日，身烦疼，脉虚浮涩，通用桂枝加附子汤、芍药甘草附子汤。太阳七八日，脉细，恶寒，为阴阳俱虚，黄芪建中汤。太阳风湿，身体肿疼，汗出，短气，恶风，小便不利，甘草附子汤。太阳心中悸而烦躁，小建中汤。太阳汗后或下后，病不解而烦躁，茯苓四逆汤。

至若阴极发躁脉沉迟、热极发厥脉沉滑；与夫阴证似阳脉沉微、阳证似阴脉沉滑，又当识脉之所在物极则反，寒暑则变。证虽疑似，脉可推寻，数热迟寒，阴阳别矣。又阴盛膈①阳证，身冷烦躁而不饮水者，是霹雳散主之。厥有二证：初得病，身热烦躁，大小便秘，以至于厥者，为热厥，其脉沉滑，可下之。初得病，身不热，大小便利，常凄清而厥者，为冷厥，其脉沉迟，可温之。又有发寒热而厥者，面色不泽，眩冒无脉，急与麻黄甘草附子汤以汗之。汗解则生，服药无汗或脉不至者，不治。凡当汗、当下者，如更有他证相妨，切须且②用和解，俟其他证已退，即依汗下法。谓如脉来微迟虚涩，不可汗下，且与建中汤辈。四肢厥冷，不可汗下，且与通和血脉。脐间动气，不可汗下，且与理中汤去术加桂。俟其脉不微

---

① 膈：同"隔"，阻隔。

② 且：暂且。

迟虚涩，俟其①四肢已和，俟其动气不作，然后详审表里而汗下之。至若结胸当下，厥冷脉微，即未可下，且与枳梗汤之属。热厥当下，疑似未辨，且以理中汤试之。谨勿尚急，急则误，误则不可救解。戒之哉！

妊娠伤寒，产前安胎，产后调血，川芎、香附为要药；血热以小柴胡主之。汗下温法，酌量而已。

伤寒多日，忽觉浑身瘾疹发越而痒，此乃用药中病，阴阳分别，荣卫流行，病气自毛窍中出也。他病亦然。小儿惊风，发热，将产，亦如是。

伤寒格法，张长沙开其源，朱奉议导其流，前哲后贤，发明秘妙，吾儒之孔孟矣。世有谓《伤寒论》其辞艰深，亦有以问答繁多，增益意度议《活人书》者，多见其不知量也。活人宗师张、朱作古，是篇刊布，不敢名称，使学者稽为验为决，以溯古人之用心，皆知起敬。

① 其：原作“具”，据上下文及道光本改。

卷之二

伤寒总括

调理伤寒统论

伤寒汗、下、温之法最不可轻。据脉以验证，问证而对脉。太阳者，阳证之表也；阳明者，阳证之里也；少阳者，二阳三阴之间；太阴、少阴、厥阴又居于里，总而谓之阴证也。发于阳则太阳为之首，发于阴则少阴为之先。太阳恶寒，而少阴亦恶寒，但太阳之脉多浮，少阴之脉沉细，与其他证状亦自异也。发热，恶寒，身体疼痛，或自汗，或无汗，是为表证，可汗。不恶寒，反恶热，手掌心并腋下濈濈①而汗，口燥胃干，壮热腹满，小便如常，不白不少，而大便秘硬，是为里证，可下。厥冷，拳②默，自利，烦躁，而无身热、头疼，是为阴证，可温。单浮与浮洪、浮数、浮紧者，此表病之脉。滑、实、弦、紧，中间数盛者，此里病之脉。沉而微、细、缓、弱者，此阴病之脉。在表者邪搏于荣卫之间，在里者邪入于胃腑之内。

---

① 濈（jí戢）濈：汗出连绵不断貌。

② 拳：通"蜷"。卷曲。《颜氏家训·勉学》："手不得拳，膝不得屈。"下同。

胃腑而下，少阳居焉。若传次三阴，则为邪气入脏矣胃腑如府库之府，故谓之里。少阳一证，惟小柴胡汤和解之。三阴之经曰脏，大抵以刚剂温之。荣与卫均为表也，亦均可汗也。然自汗者为伤风，风伤卫气，卫行脉外，其脉浮缓，而病尚浅，则以桂枝汤助阳而汗之轻。无汗者为伤寒，寒伤荣气，荣行脉中，其脉浮紧，而病稍深，则以麻黄汤助阳而汗之重。荣卫固为表也，胃腑亦可以为表也，然以腑脏而分表里，则在腑者谓之表，在脏者谓之里。胃取诸腑，可以表言。若合荣卫腑脏而分之，则表者荣卫之所行，里者胃腑之所主，而脏则又深于里者矣荣卫属太阳经，胃腑属阳明经，脏属三阴经。审脉问证，辨名定经，真知其为表邪则汗之，真知其为里邪则下之，真知其为阴病则温之。表有邪则为阳虚阴盛，而发表之药温；里有邪则为阴虚阳盛，而攻里之药寒；阴经受邪则为脏病，而温阴之药热。是三者贵乎得中，否则宁可不及，亦不可太过。得中者，上也；不及者，次也；夫苟太过，则斯为下矣。盖得中者，如此而汗，如彼而下，又如彼而温。桂枝、承气投之不差，姜附、理中发而必中。重者用药紧，轻者用药微。不背阴阳，深合法度，故曰得中者上也。宁可不及者，证与脉大同而小异，名与证似异而实同，当五分取汗，而三分之剂散之；当五分转下，而三分之剂导之；当纯刚温里，而略温之剂扶持之；未可汗下者，与之和解；未可遽温者，且安其中；若犹未也，则增减于其间，细细而加消详，徐徐而就条理，虽未遽安，亦无传变，故曰宁可不及者次也。太过者，粗工不知深浅，轻举妄动者为之。或问证而不①知脉，或执脉而不对证，或名实之不辨，或日数之为拘，遂有汗②下太早之失，甚者诿③曰不问阴阳，当汗而反下，则为痞，为结胸，为懊恼；当下而反汗，则为谵语，为无阳动经，为下厥上竭。至于阳厥似阴之类，误以刚剂投之，舌黑、发狂、闷乱可畏。性命至贵，可轻试哉！故曰夫苟太过则斯为下矣。大抵治伤寒有法，与治他病不同。条例审的，药进病除；匕剂少差，生死立异。古之人处方立论，曰可汗，曰可下，曰可温，曰和解，曰少与，曰急下，曰随证渗泄，与夫先温其里乃发其表，先解其表乃攻其里，谓知音者若网在纲，有条不紊，此固得中者之事也。若班固所谓有病不服药，常得中医④，许仁则⑤以为守过七日，最为得计，此非宁可不及之意乎？王叔和善脉，而且以承气为戒。初虞世⑥善方，而论伤寒一节，且谓麻黄、桂枝，非深于其道，则莫之敢为，又非所以为太过者之戒乎？论而至此，则知古人之立论甚严，而伤寒汗、

---

① 不：原无，据明本补。

② 汗：原无，据明本补。

③ 诿：原无，据明本补。诿，推委，推托。

④ 有病不服药……中医：班固《汉书·艺文志》作"有病不治常得中医"。

⑤ 许仁则：唐代医家，著有《子母秘录》十卷，已佚。《外台秘要》及《经史证类备急本草》均引有其佚文。

⑥ 初虞世：字和甫，北宋医家，著有《古今录验养生必用方》传世。

下、温之法，其不可轻也，信矣。虽然，汗、下、温之法固自有定论也。经云：伤寒六七日，目中不了了，无表里证，脉虽浮，亦有可下者①。少阴二三日，无证，亦有可汗者②。阴证四逆，法当用温，而四逆散辈中有柴胡、枳壳，此岂厚诬哉？曰：医在九流之中，非圆机之士，不足与语也。何者？脉虽浮而亦可下者，无表里证谓六七日大便难也。藉使大便不难，其敢轻下之乎？少阴病亦有发汗者，谓阴证初病便属少阴，而反发热。少阴本无热，今反发热者，是表犹未解，故用温药微取其汗也。藉使身不发热，其敢轻汗之乎？四逆汤用姜附，四逆散用枳柴，一热一寒，并主厥逆，固不侔③矣。然传经之邪与阴经受邪初病便厥者不同，故四逆散用药寒，主先阳而后阴也；四逆汤用药热，主阳不足而阴有余也，其敢例视阴逆一切温之乎？不特此尔，伤寒有始得病，其脉沉数，外证腹满，口燥，烦渴，即为阳盛入内之证，医法以下剂攻之，不可概以一二日太阳而发表也。前所谓阴证伤寒，初病以来，便见脉沉，厥冷，恶寒，更无头痛，即是少阴受病之证，医法以干姜、附子辈温之，又不可概以三阴传次，先太阴而

---

① 伤寒六七日……下者：《伤寒论·辨阳明病脉证并治第八》作"伤寒六七日，目中不了了，睛不和，无表里证，大便难，宜大承气汤"。

② 少阴二三日……汗者：《伤寒论·辨少阴病脉证并治第十二》作"少阴病，得之二三日，麻黄附子甘草汤微发汗。以二三日无证，故微发汗也"。

③ 不侔（móu 谋）：不等同。侔，等，齐。

后少阴也。若张氏之论日数，则曰日数虽多，但有表证而脉浮者，犹可发汗；日数虽少，若有里证而脉沉实者，即须下之。是日数之不可拘也如此。孙思邈云：服承气得利，谨不中补，热气得补复成。此所以言实热也。王叔和有曰：虚热不可大攻，热去则寒起。此所以言虚热也。二人之言，殊途同归，是虚实之不可不辨也如此。又况寒温热同实而不同名，暑湿风异种而有兼病，异气之相乘，他邪之并作，表证中之有不可汗，里证中之有不可下，三阴可温而攻积证者，不同表里俱见，与半表里、无表里者有异，中暑、热病疑似难明，伤寒、伤风脉证互见。阳明本多汗，而有反无汗之形。少阴本无汗，而有反自汗之证。或阴极发躁，热极发厥，阴证似阳，阳证似阴，差之毫厘，谬以千里。又有痰证、食积、虚烦、脚气，证似伤寒，不可以伤寒之法拘之。自非心领意会，达变知几，体认之精，发用之审，则纵横泛应几何而不穷哉！孔子曰：可与适道，未可与立；可与立，未可与权①。是说也，亦在夫人权之而已矣。

阴阳虚盛、用药寒温辩义

外有脉，内无脉，为外实内虚；外无脉，内有脉，为内实外虚。虚实之义，随其脉之有无者言之，人所共知

---

① 可与适道……未可与权：语出《论语·子罕第九》。

也。若夫《伤寒》一书，所谓阴阳虚盛，则精微之义不无辨析于其间。《四十八难》曰：病之虚实，出者为虚，入者为实。盖外有脉者，表之真阳气虚，故阴邪以盛，出而乘阳，是以脉浮于外，其病在表，法当汗之。当其阴邪出表，脉浮于外之时，不可自惑，以为阳脉盛也。内有脉者，里之真阴气虚，故阳邪以盛，入而乘阴，是以脉实于内，其病在里，法当下之。当其阳热入里，脉实于内之时，不可自惑，以为阴脉盛也。是说非古人之立意也，盖使人知如此之为阴盛，则抑阴而助阳；如彼之为阳盛，则抑阳而助阴。阴盛而邪出于外者，发表之药当性温以助阳，如桂枝汤之类是也。阳盛而邪入于内者，攻里之药当性寒以抑阳，如承气汤之类是也。或曰：阴出而乘于外，是阳之不足也，发汗则亡阳，而汗之何哉？是大不然。阴邪搏于外，不汗之则邪何由去？桂枝之性温，温之乃所以助阳，阳有所助而长，则阴邪之所由以消。甘辛发散为阳者，此也。张氏所谓承气入胃，阴盛以亡者，正恐阴盛出外而误以承气下之，外得寒以助邪，内攻虚而损正，安得而不亡？或者又曰：阳入而乘于内，是阴之不足也，阴受病则当有以温养，而下之何哉？是又不然。阳邪入于内，不下之，则邪何从出？承气之性寒，寒之乃所以抑阳，阳有所抑而微，则真阴之所由以长。酸苦涌泄为阴者，此也。张氏所谓桂枝下咽，阳盛即毙者，正恐阳盛入内而误以桂枝汗之。内得热以助邪，外撤虚而损正，又安得而不毙？观古人发表之药多温，攻里之药多寒，则知阴阳虚盛之意微，非止为汗下设，正所以为用药寒温设也，可不明辩哉桂枝汤、麻黄汤辈，夏月用之须加黄芩、升麻；柴胡汤辈，冬月用之须加官桂？

表里虚实辩义

伤寒治法，内则审脉，外则审证，大要辨表里虚实为先。病在表，有表虚，有表实。病在里，有里实，有里虚。又有表里俱虚，表里俱实。毫厘之分，贵乎早辨。表虚者，脉浮而缓，自汗，恶风，用桂枝汤以解肌。表实者，脉浮而紧，无汗，恶寒，用麻黄汤以发汗。里实者，脉伏而牢，心腹痛结，或大便坚，小承气汤、大柴胡汤以下之。里虚者，脉沉而弱，自利，厥冷，理中汤、四逆汤以温之。至若表里俱虚，则举按脉虚，如急救表里之类。下利身疼，先与四逆汤；清便自调，后与桂枝汤是也。表里俱实，则举按脉实，如表里俱见之类。脉浮，尿赤，与五苓散①；误下腹痛，与桂枝大黄汤是也。大抵出入传变，各有处所，浅深轻重，时刻异同，精对无差，立当见效。

六经用药格法

太阳属膀胱，非发汗不能愈，必用桂枝、麻黄以助阳

---

① 五苓散：据"尿赤"，疑当作"猪苓汤"。

却邪。阳明属胃，非通泄不能痊，必用大黄、芒硝以疏利阳热。少阳属胆，无出入道，柴胡、半夏能利能汗，消解血热，黄芩佐之。太阴脾土，性恶寒湿，非干姜、白术不能温燥。少阴肾水，性恶寒燥，非附子不能以温。厥阴肝木，藏血荣筋，非芍药、甘草不能滋养。此用药经常之道也。然三阳汗、下、和解，人皆知之。至若太阴温燥不行，则亦当温利，如桂枝加大黄之类，是太阴自阳明而出也。少阴虽用附子，亦有麻黄细辛之证，是少阴自太阳而出也。厥阴类例其间，有用桂者，是厥阴自少阳而出也。其或太阳少阳二经郁闭，则三阴皆自阳明出焉，故三阴皆有下证，如太阴腹满时痛为有积，少阴咽干、口燥为肾汁干，厥阴烦满、耳聋、舌卷、囊缩为毒气入脏，皆当下之。知乎此，则伤寒用药之法随变随应而不穷矣。虽然，伤寒七日传遍六经，此约法也。或首尾只在一经，或间传一二经而止，又不可拘。但据脉与外证验之，是为活法。

是篇用字，膀胱即太阳，胃即阳明，胆即少阳，太阴曰脾，少阴曰肾，厥阴曰肝，盖取其音律正耳。

伤寒内实大热，通利之后，已得轻瘥，且量进白粥两三日，未可遽与和胃之剂，热气得之，又复作也。继此，旋以《易简》① 温胆汤入竹茹与之，或二陈汤加前胡亦可

---

① 易简：即《易简方》，南宋王硕著。王硕，字德肤，生卒年不详，师从陈无择。

矣。二药伤寒瘥后通用，无热者只守本方。世俗以四君子汤为贵，细^①循习用之，不思内有白术温而闭气，往往因此而燥哄矣。

---

① 细：道光本作"而"，义胜。

卷之三

伤寒证治

表里汗下二证

发热憎寒体痛时，脉浮解表定无疑，

不憎寒却频憎热，多汗咽干里下之。

表证，脉浮，身体肢节疼痛，恶风恶寒。

里证，脉实而不浮，不恶风寒，反恶热，身不疼，自汗，谵语，不大便，或咽干，腹满。

表里俱见证，张氏用五苓散，真人用桂枝大黄甘草汤，一块生姜两个枣，肉桂大黄等甘草，满盏水煎存七分，表里伤寒只一扫。岳阳楼降笔。

三阳三阴脉

阳属膀胱胃胆间，阴居脾肾更连肝，

浮长弦细沉微缓，审脉仍将外证看。

三阳外证 足之三阳，从头走足

腰脊头疼热恶寒，目疼汗热鼻中干，

耳聋口苦时干呕，胸胁坚疼寒热干。

太阳证，腰脊强，头项痛，发热恶寒。若伤风则鼻塞，恶风。

阳明证，目疼，身热，鼻干，不恶寒，反恶热，自汗出，不得卧，内实，大便难。

少阳证，耳聋，胸胁痛，或口苦，咽干，目眩，或往来寒热而呕。

阳病，体轻脉轻，外证壮热烦渴，大小便秘，头面有汗，昏愦气粗，扬手掷足。

三阴外证足之三阴，从足走腹

腹满肢温利不烦，舌干燥渴或憎寒，

唇青舌卷多烦满，筋急囊间缩又挛。

太阴证，腹满或痛，手足温，自利不渴，喉下干。

少阴证，口燥舌干而渴，或口中和则恶寒，常默默欲寐，不欲见光明，有时腹痛，又有咽痛二证。

厥阴证，唇青舌卷，烦满，筋急囊缩妇人则乳缩，或消渴，饥不欲食，食即吐蛔。

阴病，体重脉重，外证厥冷唇青，腹满不渴，大小便自利，惺惺①而静，引衣自盖，足挛而卧。三阴病无身热，无头痛，其或渴者，阴极发躁②也。

阴证唇青舌黑，或白苔，或卷强者，用生姜频擦唇

---

① 惺（xīng 星）惺：清醒貌。

② 躁：据上文"渴"，疑当作"燥"。

口，续又易之。姜能回阳，生胃解毒，温血散气，擦之后阴消阳长，黑转而红，最为良法。

汗、下、温正法

太阳伤风，自汗，恶风，桂枝汤。伤寒，无汗，恶寒，麻黄汤。风寒俱盛，则以桂枝、麻黄汤兼用。自汗，小便数者，勿用桂枝，可干姜甘草汤、芍药甘草汤。桂枝汤、麻黄汤，夏月用之须加黄芩。

阳明不恶寒，反恶热，自汗，大便难，用小承气、大柴胡。汗多者，胃汁干，急下，大承气。无汗，恶寒，升麻汤。有汗，脉迟，微恶寒，为表未解，桂枝汤。无汗、脉浮，发喘，麻黄汤。

少阳并属小柴胡汤。柴胡汤辈，冬月用之须加官桂。

太阴自利不渴，为脏寒，理中汤、四逆汤。阴证手足必微厥，若手足温，便是太阴。胸膈胀满，枳实理中丸。腹满脉浮，桂枝汤。腹满时痛，桂枝加芍药汤。痛甚，桂枝加大黄汤。

少阴脉沉，口不干，舌不燥，及背恶寒者，并用四逆汤。小便白者，亦用四逆。始得病，脉沉，反发热，麻黄细辛附子汤。口燥咽干而渴，急下之，用大承气。

厥阴脉微浮为欲愈，不浮未愈，小建中汤。脉浮缓，如疟状者，囊不缩，亦欲愈，桂枝麻黄各半汤。脉沉短者，囊必缩，为毒气入脏，可承气汤下之。利不止，用四逆汤。

三阴中寒，微则理中汤。稍厥或中寒下利，则干姜甘草汤。大段重者，用四逆汤。无脉者，用通脉四逆汤。六经惟少阴难治，大要以口燥而渴，知其热；脉沉而迟，别其寒。然亦有表里无热，但烦愦默默，不欲见光明，其脉沉细，或时腹痛，此可以四顺汤增加干姜对之，增损理中丸亦可矣。凡阴证，白通汤、四逆汤、通脉汤条例，未敢遽用者，且以理中汤、甘草干姜汤代之。虽然，阴寒亦有毒①，乃病气也，滞须行之，养正丹、金液丹、半硫丸皆可流利，又为要药。

变汗法

阳明与太阳合病，有恶寒，证属表，可汗，用升麻汤。又太阳阳明合病，胸满而喘，麻黄汤。阳明本多汗，若脉浮，无汗而喘，可发汗，亦用麻黄汤。又阳明病脉迟，汗出多，微恶寒者，表未解也，可与桂枝汤。又阳明烦热，汗出如疟，或日晡发潮热，而脉浮虚者，并与桂枝汤。若脉实者，当用承气。

太阴腹满，脉浮，桂枝汤。凡太阴证，有用五积散者，非谓发汗，盖去积耳。

少阴初得病，脉沉，反发热者，温之而微取其汗，用

---

① 阴寒亦有毒：原本此后至卷三"伤风见寒伤寒见风脉证"中的"热盛而烦手足温"前的内容阙失。今据明本补入。

麻黄细辛附子汤。下利，手足冷，而身热者，非属①通脉四逆汤。又少阴病二三日，常见少阴而无阳热中满之证者，用麻黄附子甘草汤微汗之。二药皆阴证伤寒解表之剂。阴证初病，便属少阴，不待传次。

变下法

太阳发热，汗出不解，呕吐下利而心中痞硬者，大柴胡下之。又太阳病十余日，热结在里，往来寒热，亦用大柴胡汤。无表里证，发热七八日，脉虽浮数，可下，大柴胡。若大便难，身微热者，大柴胡急下。

太阴腹满时痛甚者，桂枝加大黄汤。

少阴口燥咽干而渴，大承气急下之。若口干燥，下利清水，心下痛者，为积证，亦用承气汤。又少阴证六七日，腹胀满，不大便，用承气汤。又少阴恶寒而蜷，时烦，不欲衣被，为表寒里热，大柴胡下之。

厥阴脉沉短，舌卷囊缩，为毒气入脏，承气汤下之。若厥冷，耳聋，囊缩，而脉沉弦者，为少阳厥阴两感，不治，有本条。又厥阴下利，谵语，脉不微细，与小承气汤。

变温法

太阳发汗，漏不止，恶风，小便难，四肢急，难屈

---

① 非属：道光本作"用"，义胜。

伸，桂枝加附子汤。太阳发汗后，病不解而恶风者，虚也，芍药甘草附子汤。又太阳汗后，或下后，病不解而烦躁者，茯苓四逆汤。又太阳心中悸而烦躁，小建中汤。又太阳七八日，脉细，恶寒，为阴阳俱虚，并不可汗下，其人素无热者，芍药甘草附子汤。素有热者，黄芪建中汤。又太阳病八九日，风湿相搏，身烦疼，难转侧，不呕渴，脉浮虚而涩，桂枝附子汤。若大便硬而小便自利者，去桂加白术。又太阳风湿相搏，骨节疼烦，身体微肿，不能屈伸，汗出短气，恶风，而小便不利者，甘草附子汤。

阳明病反无汗，皮上如虫行者，为久虚，可温之，用术附汤、黄芪建中汤。此非冬阳明无汗证也，当加体认。

伤寒伤风脉证

伤寒无汗恶寒攻，紧涩浮兮惨在容，

自汗恶风浮缓脉，面光不惨是伤风。

伤风脉浮而缓，自汗，恶风，头疼，面光，发热，烦躁，手足不寒，热胜于寒耳。风伤卫气，表虚自汗，法当解肌，桂枝汤、败毒散、独活散、人参羌活散可选用之。若项背强，桂枝加葛根汤。里寒不饮水者，桂枝去芍药加附子汤，或加干姜。脏腑滑者，和解散。若鼻塞，通关散。或发汗，漏不止而恶风，四肢拘急，桂枝加附子汤。壮热烦躁，人参羌活散、参苏饮，或天麻防风丸，薄荷泡汤调下。脉濡紧，自汗，勿用桂枝汤，当用小建中汤。

伤寒脉浮而紧，无汗，恶寒，头疼，面惨，发热，拘急，手足微寒，寒胜于热耳。寒伤荣气，表实无汗，法当发汗，麻黄汤、麻黄葛根汤、人参顺气散可选用之。头痛甚者，葱白汤。或热多寒少，脉弱无阳，只用桂枝二越婢一汤。或喘急者，可与麻黄汤。尺脉迟而血少者，黄芪建中汤。

淋家、衄家、疮家、虚家四动气，不可汗，可与小柴胡汤。

太阳脉浮有汗为伤风，脉紧无汗为伤寒。阳明善饥为伤风，不食为伤寒。少阳耳聋、目赤、胸烦满为伤风，口苦、咽干、目眩为伤寒。三阴伤风，但四肢烦疼。

伤风见寒、伤寒见风脉证

热盛而烦手足温，风生寒脉紧浮全，

不烦少热肢微厥，寒证兼风浮缓然。

伤风见寒脉，伤寒见风脉，为荣卫俱受邪，用大青龙汤。然大青龙不可轻用，须是风寒俱盛，又加烦躁一证，方可与之。叙《易简》者，谓二证交攻，则桂枝、麻黄汤兼用，尤为稳当。

三阳合病①三阳明附

太阳合胃脉浮长，若是浮弦合少阳，

---

① 三阳合病：原作"二阳合病"，据目录及文义改。

胆合胃时弦不短，更将外证互推详。

太阳阳明，本太阳病，若汗，若下，若利小便，无津液，胃中燥，转属阳明，故大便坚，小便利，是为脾约，脾约丸、麻子仁丸①主之。若恶寒，则用升麻葛根汤。不恶寒，反恶热，大便不秘，可少与白虎汤。不恶寒，反恶热，大便秘，或谵语，调胃承气汤下之。喘而胸满者，不可下，用麻黄汤。

太阳少阳，颈项强急，胁下硬满，目眩，往来寒热，诸证并小柴胡汤。

少阳阳明，本少阳病，因发汗、利小便后，胃中燥，大便难，属调胃承气汤。

正阳阳明，本经风盛气实也，大柴胡汤、大小承气汤主之。

又三阳合病，腹满，身重，面垢，谵语，遗尿，口中不仁，属白虎汤。或舌干口燥不仁，背恶寒者，通用。

太阳阳明、少阳阳明、正阳阳明，无表证者，俱可下。惟恶寒、中寒②，为太阳阳明合病，未过经，却属表，可发汗，用桂枝麻黄各半汤。盖在经则汗，过经则下也。

三阴无合病。

---

① 脾约丸麻子仁丸：脾约丸亦称麻子仁丸，但《类证活人书》脾约丸与麻子仁丸药物组成相同，药量不同。

② 中寒：诸本并作"中寒"，据文义，疑为衍文。

太阳阳明并病

太阳已汗并阳明，不恶寒兮里未宁，

全入阳明须下剂，汗之犹在太阳经。

太阳阳明并病，本太阳初病，发汗而汗出不彻，转属阳明，续微汗自出，不恶寒，是并归阳明也。

若太阳证尚在，桂枝麻黄各半汤。

若太阳证已退，但有阳明者，大承气汤下之。

春温夏热

春温浮紧易轻安，发热头疼渴嗽干，

夏月伤寒为热病，脉来洪盛疗应难。

温病发于春间及夏至以前是也，发热咳嗽，头痛身疼，口中燥渴，脉来浮紧，特其病轻耳。

热多者小柴胡汤，热少者升麻汤、解肌汤，微热不渴者小柴胡加桂。

渴者小柴胡去半夏加人参、栝蒌根，脉实烦渴，大柴胡微利之，以其实而大便秘也。虚烦用竹叶汤。

嗽者小柴胡加五味子。

夏月伤寒是为热病，发热头疼，肢体痛重，或恶寒，或恶热，其脉洪盛，用药不可太温，如桂枝、麻黄、青龙汤之属，须以黄芩、升麻佐之。

热病三日，外脉仍数，邪犹在经络，未入脏腑者，桂枝石膏汤。三月至夏，谓之晚发，栀子升麻汤。

风温湿温

　　风温热汗脉多浮，喘渴痴眠体不收，

　　　　腹满脚寒头目痛，湿温谵热汗频流。

　　风温，尺寸俱浮，素伤于风，因而伤热，风与热搏，即发风温，惟其有风，则四肢缓纵而不收也。其证身热自汗，头疼喘息，发渴昏睡，或体重不仁，谨勿发汗。汗之则谵语躁扰，目乱无精。张氏又云：寸脉浮滑，尺脉濡弱①，亦不可下。下之则失溲直视，若被火则发黄，瘛疭，状如惊痫，皆变逆之证耳。

　　病在少阴、厥阴二经，用葳蕤汤、人参败毒散。

　　身灼热，知母干葛汤。

　　渴甚，栝蒌根汤。

　　脉浮，身重，汗出，汉防己汤。误汗用防己黄芪汤救之，

　　庞氏②用葛根龙胆汤，《证治论》③用小柴胡汤，未醒者柴胡桂枝汤取微汗。

　　痰壅，金沸草散，咳嗽加杏仁、细辛、五味子。

---

　　① 寸脉浮滑尺脉濡弱：《伤寒论·伤寒例第三》作"阳脉浮滑，阴脉濡弱"。

　　② 庞氏：即庞安时，字安常，北宋名医，有《伤寒总病论》六卷传世。

　　③ 证治论：疑为宋代名医王实的《伤寒证治》。

湿温，寸濡而弱，尺小而急，素伤于湿，因而中暑，湿与热搏，即发湿温。其状胸腹满，头目痛，发壮热，苦妄言①，身上汗多，两胫逆冷，倦怠恶寒。若妄发其汗，使人不能言，耳聋，不知痛处，其身青，面色变，是重暍而医杀之。

湿温病在太阴经，用白虎加苍术汤，更加官桂。

湿气胜，则一身尽痛，发热身黄，小便不利，大便反快，用除湿汤、五苓散。脏腑虚，大便滑者，理中汤加苍术、白茯苓。虚滑甚者，术附汤。

暑气胜，则壮热烦躁，小便不利，大便闭涩，用香薷散、《治要》②六和汤。脏腑闭而烦渴者，白虎加苍术汤。

风湿中湿

风湿浮兮额汗微，肿疼发热喜重衣，

身黄热痛沉而缓，中湿肠疏小腑稀。

风湿，脉浮，先伤湿而后伤风故也。外证肢体肿痛，不能转侧，额上微汗，怯寒而不欲去衣，大便难，小便利，热至日晡而剧。治法但微解肌，若发正汗，则风去湿在，非徒无益，而又害之。

治法，微解肌用麻黄杏子薏苡甘草加白术防己黄芪汤。不呕不渴，脉虚浮涩者，桂枝附子汤。

---

① 苦妄言：道光本作"口苦妄言"。
② 治要：即《伤寒治要》，为《伤寒证治》的节刊本，今佚。

湿多身痛，小便不利，甘草附子汤。烦渴，小便不利，五苓散。

外不热，内不渴，小便自利，术附汤。缓弱昏迷，腹满身重，自汗失音，下利不禁，白通汤，多加白术，少用甘草。

身肿痛，微喘，恶风，杏仁汤。

通用人参败毒散，热而烦渴者加栝蒌根。若误下之，小便必不利，可与五苓散。

中湿，脉沉而缓，风雨袭虚，泽润蒸气，人多为湿所伤也。一身尽痛重着，发黄，关节烦疼，发热鼻塞，时或胀满，大便利，小便难，其外证耳。湿家不可汗，汗之则发痉，热而痉者死。亦不可下，下之则额汗，胸满微喘而哕，小便不利，全济亦难。经云：治湿之法，不利小便，非其治也。

中湿，小便不利，大便自利，甘草附子汤、五苓散或除湿汤加茯苓主之。大小便皆自利，则与术附汤。身体痛，或鼻塞，黄芪建中汤、小建中汤。寒湿交攻，疼痛重着，《易简》渗湿汤，甚者，生料理中汤加熟附子。

风寒气湿合而为痹，其何以为之治？曰：寒多则为疼痛，当用官桂、干姜、附子。风多则为走注，当用麻黄、薏苡、乌头。中气则为坚满，紫苏、陈皮、枳壳所不可阙。中湿则为重着，能以茯苓、苍术、干姜主之，应手而愈。

温毒中暑

温毒春间斑发疮，呕而咳闷透心肠，
背寒面垢虚来脉，自汗焦烦是暑伤。

温毒者，冬间感受寒毒乖气，至春而发也。表证未退，毒气不散，所以发斑，肌肉疹纹，心下烦闷，呕逆咳嗽，后必下利，寸脉洪数，尺脉实大，其为病重，盖阳气盛耳。

治法通用玄参升麻汤，黑膏亦主之，或用败毒散加紫草。咳闷而呕清汁者，葛根橘皮①汤、《证治论》黄连橘皮汤。

中暑，脉虚弱或沉伏，身热背寒，面垢自汗，烦躁，大渴，毛耸恶寒，昏昏倦怠而身不痛。经云：寒则腠理闭，暑则腠理开。开则洒然寒，闭则热而闷。体认不精，以伤暑为热病，误人多矣。

内外俱热，口燥烦渴，四肢微冷而不痛，白虎汤。

痰逆恶寒，橘皮汤。热闷不恶寒，竹叶石膏汤。

头疼恶心，烦躁，心下不快，五苓散、消暑丸。霍乱吐泻，香薷散温服。

《信效方》中暑用小柴胡汤；脉芤迟，腠理开，洒然毛耸，口前开而板齿燥，用白虎加人参汤。

---

① 橘皮：原作"吉皮"，据道光本改。

伤暑发大热，头痛自汗，咽疼烦躁，腹中热结，诸药不效者，小柴胡汤最良，小便不利，五苓散。

热病、中暑、湿温，虽皆因暑所致，然脉证不同，当明辨之。热病者，冬间感寒，至暑气盛而后发，此即夏月伤寒，但热多而脉洪盛是也。中暑者，病在太阳，外证与热病相似，但热病脉盛，肢节痛重，中暑脉虚，肢节不疼，兼面垢、背寒而手足微冷是也。湿温者，湿热相搏致之，病在太阴，其脉寸濡而弱，尺小而急，外证胸腹满，头目痛，身热汗多而足胫逆冷是也。以上三证，夏月病多有之，须别其名，庶无毫厘千里之谬。

凡夏月伤暑，虽则热毒作恶，皆因脾胃虚怯而得之，胃虚然后伏暑，伏暑然后烦躁，其有饮水过多及用解暑冷药太过，伤动其中，真气内亏，呕吐不食，自利不渴，六脉沉微，按之隐隐，是为里寒外热，如阴盛隔阳之类，不可更泥中暑伏热之说，急以理中汤、甘草干姜汤与之。纵或微烦，小便不利，断不可以为热也。又有冷药过度，胃寒停水，潮热而呕，或身热微烦，此亦阳浮外而不内，可与小半夏茯苓汤①，或加前胡。脾胃素弱者，二陈汤主之。虽然，抑犹有戒也，夏月病多伤暑，暑家脉虚面黧，冷汗，手足微寒，苟不揣其里热之证，妄以刚剂投之，抱薪救焚，不发黄则发斑，甚至蓄血闷乱而死矣，可不溯源徂

---

① 小半夏茯苓汤：即《金匮要略》小半夏加茯苓汤。下同。

流而精审云？

假如夏月泄泻不止，胃脘闭隔，饮食不进，或心腹痛满，大抵因暑得之，泄泻中满者，香薷散加缩砂下消暑丸；心腹刺痛者，香薷散加缩砂下苏感丸，俱得其便。

假如夏月下痢或赤或白，烦渴呕逆，腹中搅痛，小便不利，是亦因暑致之，可与五苓散、香薷散、小柴胡汤、黄龙丸之属。若以此呕证为脾胃虚寒则误矣。

痉病温疟疫疠

痉甚风痫强体肢，柔刚二证汗谵推，

后寒先热名温疟，疫疠之邪责四时。

痉者，先伤于风，又感寒温致之①。发热，腹痛，口噤头摇，瘛疭不语，项强背直，腰身反张，或目疼，或目赤，或闭目，或反目，或足冷，或足温，或妄行，其脉沉弦而迟，亦或带紧，此为恶候，不救者多。若脉如雨溅，散出于指外者，旦暮殂也。伤风头痛发热，常出微汗，又自呕逆，汗之必发痉。新产血虚，汗出伤风，亦致发痉。大发湿家汗，亦作痉。热而痉者死。痉初发来多有腹痛之证。《内经》曰：戴眼反折，瘛疭，汗出如珠，着身不流，太阳绝也。其谓是乎。

发热无汗，恶寒，谵语，为刚痉，曰阳，葛根汤、麻

---

① 痉者……感寒温致之：道光本作"痉病初起皆因虚，感风寒致之"。

黄葛根汤。

发热有汗，不恶寒，为柔痉，曰阴，桂枝加葛根汤、桂枝栝蒌葛根汤。

二痉通用小续命汤，阳痉去附子，阴痉去麻黄。

刚痉胸满口噤，咬齿脚挛，卧不着席，大承气汤下之。

柔痉桂心白术汤、附子防风散、八物白术散、桂枝煮散。

温疟即坏病也，尺寸俱盛，先热后寒，吐汗下后，重感于寒得之。寒多者其脉弦迟，热多者其脉弦数，寒热乃阴阳之争也。或者谈论伤寒误药坏病，吐汗下后，续生寒热，则曰疟，未必死，所幸分而成之，不思古人一药对一病，药进病除，安有所谓分为寒热者哉！噫！此可为智者道也。

先热后寒及寒热相等，并小柴胡汤。先寒后热，小柴胡汤加桂。

多热、但热而躁，少与白虎汤，或白虎加桂汤。

多寒、但寒者，柴胡桂姜汤、治中汤加桂。虚人寒甚，七枣汤。

热多痰多，呕不入食，二陈汤加乌梅。

小便赤涩，汗出烦渴，素有瘴气，不伏水土而呕，五苓散。大便秘，呕吐，寒热无时，脉小紧者，大柴胡下之。

疟脉自弦，弦数多热，弦迟多寒，迟弱可温，紧浮可汗，紧实可下，浮大而胸满者可吐。

经云：夏伤于暑，秋必病疟。固非伤寒之谓。然坏伤寒有温疟一证，若缠绵不已，腹中必有癥癖，用药对治，或者殊途而同归。《活人书》以祛邪丸取吐；久不愈者，服疟母煎丸①，亦诸疟中通用之剂耳。惟癥癖能生寒热，凡癖皆有水、恶血包裹而成也，疟母煎丸中有逐水破血之剂，为能下之。痰水在上者，祛邪丸中有常山，为能吐之。疟家多蓄黄水，若水不在于上焦，则常山亦能下之也。一法：常山、槟榔一倍，草果、乌梅、炙甘草各半，新汲水隔宿煎，凌晨服。又法：青蒿、黄丹②，等为细末，研蒜入蜡丸，如桐子，凌晨三十粒，枣汤下。此皆胜药。呕者可与二陈汤。痰饮中节致生寒热者，亦与二陈汤。余见似疟条例。

疫疠传染，老幼皆相似，调治一也。寸濡弱尺弦紧，或肝脉濡细，是虽责邪四时，然发汗吐下条例通行，故曰：明知逆顺，正行无问。虽然阴阳表里条例通行，固也。然其毒疠之气蕴蓄于中，亦须随其温凉、权其轻重而利导之，庶毒有所泄，则易为力也。

《病源》③云：挟毒疠之气壮热烦，毒发为心腹胀满

---

① 疟母煎丸：即《金匮要略》鳖甲煎丸。下同。

② 黄丹：原作"革丹"，据道光本改。

③ 病源：即《诸病源候论》。

者，不治。

春感清邪在肝，升麻葛根汤、解肌汤。

夏感寒邪在心，调中汤、射干汤、半夏桂枝甘草汤。

秋感热邪在肺，白虎加苍术汤；发黄疸，茵陈调五苓散。

冬感温邪在肾，亦名冬温，葳蕤汤。

土无正形，因火而名，当随经取之，此大概然耳。

寒证者，圣散子、荧火丸、神明散可选用。圣散子内用术、附、豆蔻、良姜，只可施之寒湿，毋惑于通用之说。

温疫通用败毒散。

痰证、伤食类伤寒

有痰头项皆和畅，外热憎寒寸浮上，

头疼右数身不疼，左手脉平伤食状。

痰证，寸口脉浮，发热憎寒，恶风自汗，胸膈妨满，气上冲咽，不能喘息，头不疼，项不强，为异耳。

有热，用柴胡半夏汤、金沸草散、易简参苏饮；无热，二陈汤、温胆汤。

非次①头疼者，胸膈满，发寒热，亦是痰证，但脉紧而不大，瓜蒂吐之，此不可谓痰证例无头疼，当以他证参

---

① 非次：不一般的。

伤寒类书活人总括

之也。

伤食，右手关脉紧盛而数，头痛，发热，恶寒，但身体不疼，中脘痞闷，嗳噫食臭为异耳，热邪伏于脾胃则食不能消。经云：人迎紧盛伤于寒，气口紧盛伤于食。人迎主外，风寒入之；气口主中，饮食伤之，是以有左右手之别。

中脘痞闷，呕而热者，二陈汤加生姜、乌梅。

寒多，不甚热者，治中汤、五积散。

心腹满痛者，大柴胡下之。

胸膈实而呕吐者，食在上脘，瓜蒂散吐之。

夹食伤寒证候，按《病源》云：下后六七日，不大便，烦热，腹满而痛，为胃中有干粪挟宿食故也。审如是，则夹食伤寒，即太阴积证，腹满时痛，桂枝汤加大黄①者是尔。所以太阴受病，主胸膈䐜胀，呕吐飧泄，朱氏以为饮食得之，如曰太阴证，饮食不节，胸膈不快，用理中汤加青皮、陈皮，或枳实理中丸，或二陈汤，皆其治也。今推明治法：有表者，与治中汤，去白术，多用青皮；有表复有里者，与桂枝加大黄汤；若表证已解，但有里证者，小承气汤与之可也。张氏云：伤食者，剉大黄三五粒入汤剂中，正此意耳。虽然，夹食伤寒，则脾胃已伤，暴加转下，不可也；妄发其汗，亦不可也。识者于此

---

① 桂枝汤加大黄：即桂枝加大黄汤。

又当权衡。余见霍乱条例。

挟食伤寒，便见吐利厥逆而不挟表证者，依阴病及霍乱等治之。若吐利厥逆而挟表证者，即依先救里后救表之法。

虚烦、脚气类伤寒

虚烦身首全无痛，脉自和平多热壅，
转筋恶食大便难，脚气酸疼而弱肿。

虚烦，诸虚烦热也，不恶寒，身不痛，头不疼，脉不浮不紧，数为异耳伤寒亦有虚烦，见胸满烦躁条例。

重者竹叶汤，轻者小柴胡汤，呕者大橘皮汤，并不可汗下。

阴证虚烦，外热内寒，肢节疼痛，阴旦汤。

脚气，初病，发热憎寒，头痛呕哕，恶闻食臭，肢节酸疼，大便艰难，或胸满腹痛，卒①起而脚转筋、屈弱、挛痛、肿重、痹顽为异耳。

脚气通用三和散、降气汤、大流气饮、乌药顺气散、分气紫苏饮、木瓜散，亦可②二仁丸、石南丸、枳壳散，用木瓜煎汤调下。

毒气入腹，冲心作痛，吐涎者，降气汤下养正丹，或

---

① 卒：通"猝"，突然，急遽。《论衡·道虚》："且夫物之生长，无卒成暴起，皆有浸渐。"

② 亦可：原作"只可"，据道光本改。

用吴茱萸制炒煎熟，入生姜汁主之。

寒多者，越婢汤、小续命汤加生姜汁。

热多者，人参羌活散、败毒散并加木瓜，或追风毒剉散①加大黄。

风多者，小续命汤加独活，或越婢汤。

湿多者，除湿汤、五苓散②。

痰多者，除湿汤下白丸子③。挟寒者，养正丹。

烦躁者，竹沥汤，或紫雪。

大便秘者，脾约丸、神功丸、麻仁丸，或五积散加大黄。

风毒肿痛，排风汤、槟榔散。

筋急掣痛，南木香煎汤，调乳香趁痛散。

又法：香苏散三钱，川楝子两个，取皮肉，剉，新瓦上焙，降真香，碎，三节，和之，新汲水煎，空心热服，脚气、风癞、痛痒皆作效，更加川芎。

脚气证候真与伤寒无异，或发热头痛，或身体冷疼，或寒热往来，或自汗恶风，或无汗恶寒，或大小便秘涩，腹痛下利，胸满气短，怔忪烦闷，呕哕涎沫，恶闻食臭，大类伤寒，但卒起腿脚屈弱，顽痹，肢节挛急酸疼，或历

---

① 追风毒剉散：方名，出自《仁斋直指方论》。

② 湿多者除湿汤五苓散：道光本作"渴多者，养正丹、二承汤"。

③ 白丸子：方名，又名青州白丸子，出自《太平惠民和剂局方》。

节及踝胫间焮①然赤肿为异耳。伤寒传足六经，脚气亦传足六经，在太阳则头痛项强、腰背酸重，在阳明则口燥鼻干、恶热、谵语，在少阳则耳聋口苦、胸胁俱疼，在太阴则胸腹满痞、肢体浮肿，在少阴则咳喘、恐惕、咽痛、面黧，在厥阴则瘫缓、筋挛、阴器胀痛。六经所传，又有合病并病，外证与伤寒并同，凡遇发热烦躁，大便不通，呕哕痰涎而恶食者，须审问之。脉浮而弦者，起于风，风则汗而愈。濡而弱者，起于湿，湿则渗而愈。洪而数者，起于热，热则下而愈。迟而涩者，起于寒，寒则温而愈。风寒暑湿，证状不同，然风为走注，寒为疼痛，暑为热烦，湿为重着，必有可验之迹，治法总要贵乎疏导大便，但不可过剂，其补汤、淋洗则医家之大戒也。虽然，脚气渐入顿深，非药力相接不可也，治之亦当究其源：或因丹砂发动，则为之解丹砂；或因饮食酿成，则为之消饮食；气触而作者，与之调气；续生他病者，则以他病方药理之。所患气实而死，未有服药致虚而殂。甚者喘嗽上气，冲筑心疼，呕吐无已，腹胁胀满，脐下顽痹不仁，最为恶候，大概然尔。所谓寒则温之，热则寒之，在表则散，在里则下，太虚气乏扶养其中，是为不刊②之法。

---

① 焮（xìn 信）：烧，灼。

② 不刊：不容改动，无须修改。古代的文书刻于竹简，有错即消除，称为刊。《文心雕龙·宗经》："经也者，恒久之至道，不刊之鸿教也。"

《千金》熨法：食盐并灶中灰等和，炒热，重帛①盛而熨。

伤寒传经之邪，病至厥阴，其脉微带浮缓之状，是则脾气将复，邪无所容，必寒热作而得汗解。若尺寸俱沉短，此为毒气入脏，土败木贼，脾受肝邪，必有囊缩、舌卷、耳聋、不知人之证，当急下之，五救其一。或脉来弦，亦贼邪也。

许学士②云：轻手脉浮为在表，表实浮而兼有力，但浮无力表中虚，自汗恶风常淅淅。重手脉沉为在里，里实脉沉来有力，重手无力大而虚，此是里虚理端的。气口紧盛食必伤，人迎紧盛寒邪炽。趺阳胃脉定死生，太溪肾脉为根蒂。

治热入血室，血热留滞，小柴胡汤加生地黄。治血结胸，按之痛，《活人书》海蛤散，盖血聚膻中则小肠必壅，小便通则胸次之血散矣。凡小便或赤或涩，皆其里有热也。

① 重（chóng 虫）帛：厚帛。
② 许学士：即许叔微。

卷之四

发　热

发热初阳①冷必憎，阳明发热汗之形，

少阳脉细仍兼呕，反热而沉属肾经。

　发热多属三阳，太阴、厥阴皆不发热，惟少阴有反热二证。然少阴发热，终是脉沉，或下利，手足冷也。三阳发热，何以明之？太阳发热则恶寒，阳明发热则自汗，少阳发热必有干呕之证矣。热邪在表，病属太阳，此表热而里不热也。热邪在里，病属阳明，此里热盛而达于表也。若表证未罢，邪气传里，里未作实，病在表证里证之间。若传经之邪至于少阳，病在二阳三阴之间，其热皆轻于纯在表、纯在里者也。然而阳明里实热盛，固当攻之以寒。太阳风寒外搏，阴盛恶寒，虽热尤当温散。少阳和解，虽属小柴胡，微热不渴者又当加桂，是不可无以权之。虽然，伤寒发热，病之常也。脉阴阳俱虚，热不止者，仆；下利发热者，殂。汗后复热，其脉躁疾，为阴阳交。此皆不治之证，其可例②视之乎？

---

①　初阳：即太阳。

②　例：一般。

太阳发热，恶风有汗，桂枝汤。恶寒无汗，麻黄汤。

吐利，发热恶寒，是为霍乱。

发热而渴，自汗，不恶寒，是为风温。若误汗之，必身灼热，烦渴，独语。各有本条。

阳明发热，汗出脉实，调胃承气汤。脉浮，桂枝汤。汗多者，胃汁干，急下之，用大承气汤。

少阳发热，脉细而呕，小柴胡汤。

少阴反发热，有二证。脉沉发热者，麻黄细辛附子汤。若下利厥逆，里寒外热，脉不出者，通脉四逆汤。

身热而不渴，则为表热，小柴胡汤加桂。身热而燥渴，则为里热，白虎加人参汤。

无表里证，发热七八日，脉虽浮数，可大柴胡汤下之。若下后脉数不解，消谷易饥，不大便，则为瘀血，属抵当汤。

潮　热

热潮属胃下之和，大结胸家本例图，

咳逆利溏并表证，勿攻只用小柴胡。

潮热属阳明，一日一发，日晡而作也。若非日晡所发，是谓其热不潮。盖阳明旺于未申故尔。惟属阳明，故潮热为可下之证。苟其脉或弦或浮，大便或溏或利，小便艰涩，外证犹有恶寒，则其热未全入腑，并不可下，但以小柴胡和解之。是必表证已退，大便硬结，小便如常，乃可攻也。

日晡潮热属阳明经，脉实可下证，用小承气汤、大柴胡汤。脉虚不可下者，与桂枝汤。

大结胸潮热①一证却属太阳，用大陷胸汤。

咳逆潮热、大便溏利潮热、表证潮热，并用小柴胡汤。

腹满不大便，只用小承气汤微利之，勿令大泄。

日晡潮热，甚者循衣摸床，独语如怪，直视微喘，脉弦者可治，脉涩者不治，脉不实不虚，但用小柴胡汤。

冬阳明潮热，有时脉浮紧者，无汗，脉但浮，必盗汗，并用黄芩汤。

寒　热

往来寒热斗阴阳，大小柴胡及桂姜，

结热心烦仍喜呕，渴而头汗用之良。

阳不足则先寒后热，阴不足则先热后寒。寒热往来者，阴阳相胜，邪正交争而作也。盖阳不足则阴邪出于表而与之争，故阴胜而为寒；阴不足则阳邪入于里而与之争，故阳胜而为热。若邪气在半表半里之间，则外与阳争而为寒，内与阴争而为热，出入无拘，所以乍往乍来而间作也。大抵邪居表多则多寒，邪居里多则多热，邪在半表

---

① 热：原无，据道光本补。

半里则寒热相半，此又可以知其受病之处，用药固自有条。然小柴胡汤最主寒热，寒多者加桂，热结者加大黄，脉不甚实而大便涩者加枳壳，寒热相半，只守本方，是亦活法。虽然，寒热之方来，如波涛之汹涌，其势有不容遏者，当迟之一二日，候少定而图之，经所谓其盛者，可待衰而已，是又不可不知。

病至十余日，结热在里，往来寒热，大柴胡汤下之。

心烦喜呕，胸胁满，不欲食，寒热往来，小柴胡汤。或血气弱，腠理开，邪正①交争，痰呕甚者，二陈汤。

汗下后，不呕而渴，头汗出，胸胁满，小便不利，寒热往来，柴胡桂姜汤。

寒热似疟

似疟膀胱桂可医，清便不呕半麻枝，

阳明实下浮须汗，血室柴胡小者奇。

似疟，一名疟状，作止有时，非若寒热往来，或疏或数，而作止无定时也。凡感冒之人，忽觉毛寒股栗，筋节搜挛，百骸鼓撼，呕不欲食，其寒不可御，未几复转而发热者，此即温疟，不必谓疟脉自弦，或洪数，或紧实，或虚缓，或刮涩，皆为疟状，但以外证别之，用药固有本条，然小柴胡汤如前斟酌加减，亦是活法。虽然，血虚能

---

① 正：原无，据明本补。

生寒热，败血亦作寒热，阴阳相胜，虽一证各有一方，其间当以川芎为佐。

太阳似疟证，脉洪浮，与桂枝汤。清便自可，不呕，日一二发，桂枝麻黄各半汤。其脉微缓微浮，则欲愈也。

阳明似疟证，烦热汗出，日晡发热，脉浮虚，与桂枝汤。脉实，与承气汤。

病人热入血室，其血必结，如疟状者，小柴胡汤主之。疟后寒热，或潮热，见瘥后昏沉条。

诸疟通用二陈汤，热多者加川芎、前胡，寒多者加川芎、草果。

余见温疟。

热多寒少

热多寒少治膀胱，不呕清便各半汤，

尺脉若迟为血少，脉皆微弱号无阳。

热多寒少，阳乘阴也，其间三证，并属太阳。脉浮紧者，可汗。或迟或弱，皆和解之。清便自可，谓大便如常也。

不呕，清便自可，桂枝麻黄各半汤。

尺脉迟，血少者，先以小建中加黄芪以养血。俟脉不迟，即以小柴胡、桂枝二越婢一辈主之。

诸脉皆微弱无阳者，用桂枝二越婢一汤，不可正汗。

汗后寒热

汗余①寒热脉中论，若见憎寒法用温，

沉实当攻浮再表，风温误汗热而烦。

汗后寒热，邪气未解彻也。脉浮洪者，邪在太阳，法当再汗；脉沉实者，邪在阳明，又须下之。若厥阴余热加以下利，厥逆恶寒，四逆汤温之无疑矣。

憎寒者属厥阴，大汗出，热不去，拘急体疼，下利厥逆，四逆汤温之。

脉沉实者属阳明，得汗后如疟状，日晡而发，大柴胡汤、承气汤下之。若只恶寒则为虚，用芍药甘草附子汤；只发热则为实，大承气汤。

脉浮洪者属太阳，汗后寒热，桂枝二麻黄一汤。

风温不恶寒，若误发汗，必身灼热，烦渴独语，萎蕤汤。

温家汗后，大热，脉躁，名阴阳交，不治。热病已得汗，而脉躁盛，亦不治，详见阴阳交条，有再汗再下之剂。

下后有热劳食复附

下于汗后致伤荣，阴气衰兮热又生，

瘥后热名劳食复，心中痛者豉栀平。

---

① 汗余：道光本作"汗后"。

大汗则损气，损气则阳微，脉虚而恶寒。大下则伤血，伤血则阴弱，脉涩而发热。误汗误下亦犹是尔。且阴以阳为主，阳以阴为根，血，阴也；气，阳也，血非气使而不能自行令也。下之亡阳，是阳不主阴矣，阴无所主，而寒气搏之，所以脉涩，寒极血虚，所以发热。方匕之剂，其可轻乎？

汗后阳微而恶寒，可四逆汤，或用芍药甘草附子汤。

下后阴弱而发热，是为内热，可葶苈苦酒汤。

瘥后劳复发热，小柴胡汤、枳实栀子汤、豭①鼠粪汤即雄鼠粪两头尖者。若脉浮则汗之，用麻黄汤、葱白汤；脉实则下之，用承气汤、大柴胡。《证治论》②瘥后余热用柴胡桂枝汤；下利、腹鸣、痞满者，生姜泻心汤；小便不利，麦门冬汤。

交接劳复，外肾肿，腹中绞痛，竹皮汤。劳役心力，复热，用枳实栀子汤、小柴胡汤。余见阴阳易条。

瘥后食复发热，枳实栀子汤加大黄。粥饭伤饱，或食肉，或饼脯，硬物不消，皆复热也。伤食必有痞满、嗳气、吞酸、腹鸣、下利等证，可与生姜泻心汤。

下后身热而心中结痛，栀子汤。

饮酒复热有本条。

---

① 豭（jiā 家）：公猪，引申为雄性。下文同。

② 证治论：即《伤寒证治》，今佚。作者王实，字仲弓，宋代医家，师从庞安常。

恶风

恶风汗出怯风吹，脉缓而浮但解肌，

发汗亡阳成漏者，温经之法莫迟疑。

恶风者，见风则怯，密室之中无所恶也。风伤卫气，卫虚则腠理不密，由是而汗出焉。证虽属表，不可发汗，但微解肌而已。卫者，阳也。恶风，阳证也。所以表怯而恶风，盖亦阳虚，故阴邪出而乘之，特其病在皮肤，邪气尚浅耳，桂枝汤、桂枝加葛根汤主之，壮热者与参苏饮。

发汗太过，卫虚亡阳，汗漏不止而恶风者，法当温经，用桂枝附子汤。或小便难，四肢微急，难以屈伸，并用桂枝附子汤。

身热恶风，项强胁满，手足温而渴，小柴胡汤。

风湿，恶风不欲去衣，骨节间烦疼，掣痛不得屈伸，汗出短气，小便不利，或身微肿，甘草附子汤。

恶寒

恶寒发热属于阳，阴病憎寒体自凉，

浮数桂枝并越婢，沉而细者理中汤。

恶寒者，不见风而怯寒，身虽灼热，亦不欲去衣被也，此阴邪出而乘阳致之。盖寒伤荣气，荣行脉中，居卫之下，是为表邪已深，法当发汗。间有一二自汗，则其表已虚，但与解肌可也。然而发热恶寒者属阳，无热恶寒者属阴，在阳则发汗，在阴则温里，常须识之。大要恶寒皆为表证，或里证悉具而微恶寒者，是表犹未解，当先解表，俟不恶寒，然后可以攻里恶寒家不可近火气及过覆衣被，否则寒热相搏，脉道沉伏，愈令寒不可遏，但服和表等剂，温而散之。

发于阳者，脉浮数，桂枝汤、桂枝二越婢一汤、麻黄汤、青龙汤，酌量轻重用。

太阳证，发热，或未发热，皆恶寒，有汗用桂枝汤，无汗用麻黄汤。

阳明证，固当下之，惟恶寒中寒①者，系与太阳合病，在经属表，可汗，用麻黄汤。若脉迟汗多，微恶寒者，表未解也，虽阳明病，可桂枝汤。

少阳证，头汗出，微恶寒，小柴胡汤加桂。

发热微恶寒，柴胡桂枝汤。

汗后反恶寒者，为虚，芍药甘草附子汤。

下后，复发其汗，心下痞而恶寒者，表未解也，当先解表，用桂枝汤。表解然后攻痞，用三黄泻心汤，入生姜汁。

发于阴者，脉沉细，理中汤、四逆汤。

少阴证，脉沉细，用理中汤、四逆汤。若下利，恶寒而蜷，手足温者，可治，用小建中汤。若恶寒而蜷，时时

---

① 恶寒中寒：恶寒为症状，中寒为病因病机，疑"中寒"为衍文。

自烦，不欲厚衣，可大柴胡汤下之。

背恶寒

背上憎寒值少阴，口和附子本条寻，

舌干口燥三阳合，白虎汤中好酌斟。

背负阳，腹抱阴。背寒者，阳弱也。然背寒有阴阳二证，何以别之？少阴一证，以其阴寒气盛，不能消耗津液，故口中和。三阳合病，以其阳气陷入，津液为之干焦，故舌干、口燥。阴寒阳热，识者以口中润燥推之，思过半矣。

口中和而背恶寒者，属少阴，附子汤。

舌干口燥，内有热证。口中不仁而背恶寒者，为三阳合病，白虎汤。经云：腹满，身重，面垢，谵语，遗尿，口中不仁，为三阳合病，白虎加人参汤主之。若自汗者，亦用白虎加人参汤[①]。

又，阳明证，背微恶寒，无大热，口中燥渴者，亦用白虎加人参汤。

中暑亦有背恶寒证，但面垢，自汗，脉虚而伏，自有本条。

凡脾胃素虚之人，遇暑月间，或饮冷水，或多吃茶，或餐雪果之属，易致生冷坏脾，寒气蓄聚，阴上乘阳，故

---

① 腹满……白虎加人参汤：《伤寒论·辨阳明病脉证并治第八》作"三阳合病，腹满身重，难以转侧，口不仁，面垢，谵语遗尿。发汗则谵语；下之则额上生汗，手足逆冷。若自汗出者，白虎汤主之"。

寒从背起，冷如掌大，此当以温药主之。

四　逆

四逆须将肾证详，病家手足但微凉，

枳柴芍药传经剂，邪中阴经四逆汤。

手足不温谓之四逆，阴经之邪主之。太阴受病，手足自温，传至少阴，则有手足四逆之证。四逆之与厥冷实相远也，或曰均是四逆耳，而四逆汤、散，一寒一热，用药何不类耶？盖手足自热而至温，由温而至四逆，是传经之邪，非虚寒之候也，四逆散主之。若得病以来，手足不温，便成厥逆，此则阴经受邪，阳气之不足也，可以四逆汤温之，临诊要当审此。虽然，吐利烦躁，恶寒①四逆。四逆下利，恶寒而蜷，并属少阴，又为不治之诊，故并及之。

少阴四逆，其人或咳，或悸，或小便不利，或腹中痛满，或泄利下重，并用四逆散。

初病以来，厥冷四逆，即用四逆汤。

湿温，两足胫逆冷，有本条。

厥

冷厥初来厥有源，沉迟而弱冷常存，

热深发厥初身热，沉滑时乎指爪温。

---

① 恶寒：原作"恶见"，据道光本改。

阳气伏藏，阴气越出，阴阳不相顺接，所以厥也，其手足逆冷之证乎？盖诸阳会于四末，阳微而为阴所胜。初病便厥者是为冷厥，其脉沉迟，按之则弱，醒醒①而静，恶寒引衣，足多挛卧，或身上粟②形，或下利清谷也。热伏于内，先热而后厥者是为热厥，脉必沉滑，按之则数，昏塞狂言，发渴引饮，露手揭衣，或躁不得眠，或大小便不利也，外证皆可验焉。若先厥而后得热，是则阴邪退而阳气复矣。伤寒热多厥少，其病当愈；厥多热少，其病则进。下利发厥一条，亦以厥者复热为有瘳，热者复厥为已甚。盖下虚则厥，阴实使之，阳长阴消其可也。虽然，伤寒血证亦有四肢发厥，以至昏迷闷绝者，此又不可不知。至若少阴下利，恶寒而拳，手足厥冷，与夫脏厥一证，皆为不治之诊。厥之为厥，可无辩乎？

冷厥，初病便作四肢逆冷，足挛，恶寒，引衣自盖，不渴，大小便滑泄，外证默默而醒，四逆汤、理中汤、通脉四逆汤、白通加猪胆汤、当归四逆加茱萸生姜汤可选用。

又，痰厥、气厥、肾厥用《易简》芎辛汤。

热厥，初病身热，然后发厥，其人畏热，扬手掷足，烦躁饮水，头汗，大便秘，小便赤，怫郁昏愦。盖当下失下，血气不通，故四肢逆冷，所谓热深则厥深，所谓下证悉具而

---

① 醒醒：本书卷三《三阴外证》作"惺惺"。
② 粟：道光本作"栗"。

见厥逆者，此也，与大承气汤、大柴胡汤，或白虎汤。

热厥与冷厥相类，但指爪时温为异耳。若疑似未明，且以四顺丸试之，阳厥则有热，阴厥则无热。

寒热而厥者，一手或两手无脉，面色冒昧不泽，急与五味子汤，并麻黄细辛甘草汤，人参调血通脉，可以为佐服，得①汗解则生，投药无汗或脉不至者，不治。

水气厥者心下怔忪，茯苓甘草汤。

邪气结胸中而厥者，脉乍紧乍结，心烦满，饥不欲食，瓜蒂散吐之。

脏厥者，七八日逆冷，下利发躁，无时暂安，不治。

痰饮、厥逆、眩运②，少与三生饮。

头 痛

头疼恶冷太阳先，恶热阳明胆细弦，

湿鼻塞兮痰膈满，厥阴干呕吐清涎。

头痛属三阳，阳明、少阳皆有之，而太阳则专主是也。太阳专主头痛，则头痛之属表证者居多，阳明、少阳又次而轻耳。三阴经络上不至头，故无头痛，惟厥阴循喉咙之后，上连目系顶巅，有头痛、干呕、吐涎，吴茱萸汤一证，却无身热，亦与阳证不同也。虽然太阴、少阴其经从足至胸，并无头疼，是固然尔。然风温病在少阴，湿温

---

① 得：原作"无"，据道光本改。

② 眩运：同"眩晕"。下同。

病在太阴，而头反痛，至于阴毒亦然，是又某病则有某证，脉络相通，不可拘也。若夫头痛剧甚，入连于脑，手足俱寒，此则真痛①，神丹在手，其能救乎？

太阳头疼，发热恶寒，无汗，麻黄汤。有汗，桂枝汤。已汗未汗，头痛如破，连须葱白汤服之。痛不止，葛根葱白汤。

阳明头疼，不恶寒，反恶热，胃实气实，攻于头也，少与调胃承气汤。

少阳头疼，发热，脉弦细，小柴胡汤。

湿头疼，鼻塞，头中寒湿也，瓜蒂末纳鼻中，黄水出则愈。

痰涎头疼，胸膈满，发寒热，脉紧不大，瓜蒂散吐之，可以痰证条参验。

厥阴头疼，干呕涎沫，吴茱萸汤。若脉微浮，为欲愈。脾气将复，邪无所容。不愈，用桂枝汤、小建中汤。若发热似疟，亦欲愈，桂枝麻黄各半汤。诸头疼无热，如圣饼，用生姜、葱白煎汤下。

项　强

项强葛根主表强，表虚桂葛去麻黄，

结胸须进陷胸剂，桂入栝蒌痉反张。

---

① 真痛：《灵枢·厥病》："真头痛，头痛甚，脑尽痛，手足寒至节，死不治。"

伤寒颈项强急，太阳表证也，当发散而解之。若误下，太阳邪气乘虚入里，则为结胸项强。

太阳病，项背强，无汗恶风，为表实，葛根汤。项背强，发热，汗出恶风，为表虚，桂枝汤加葛根，不加麻黄。

误下，太阳结胸项强，大陷胸丸。

太阳伤风，复感寒湿，身热足寒，头摇口噤，颈项强，背反张，其脉沉迟，此为发痉，桂枝加栝蒌根汤。

项强胁下满，小柴胡汤。

咽　痛

咽疼阳毒发成斑，肢冷咽疮肾证看，

脉紧无阳咽亦痛，脉微下利肾伤寒。

咽喉不利，或痛，或疮，谷不入而呕吐者，毒气上冲所致也。阳毒必然发斑，少阴四肢必冷。其有下利者，可与甘桔汤、半夏散，入甘草、生姜佐之。其不下利，或小便赤而去衣者，可与甘桔汤，入玄参、枳壳，使大便顺导，则黑臭之毒泄矣。续以甘草、生姜煎汤调之，甘草、生姜解其毒也。肾病咽痛，下利，身犹热者，未可用四顺汤，且与黄连龙骨汤，即黄连鸡子汤去鸡子加龙骨①。

阳毒，咽痛，发斑，唾脓血，脉洪数，用药有本条。

---

① 龙骨：原作"龙汤"，据道光本改。

少阴咽痛，咽疮，脉沉迟，厥冷，或吐利。又阴阳脉俱紧，反自汗，为无阳，法当咽痛而后吐利，亦属少阴，并不可汗、下、熏、熨。汗出以藁本粉傅①之，咽痛用甘桔汤、猪肤汤，若沉冷甚者，半夏散、通脉四逆去芍药加桔梗②与之。

咽疼，通用甘桔汤，上焦壅热加枳壳、北前胡。

肾伤寒一证，乃非时暴寒中人，伏于少阴之经，头疼腰痛，其脉微弱，初咽痛似伤寒，次必下利，非咽闭之比，咽痛半夏桂甘汤，即半夏散是也，下利四逆汤或四顺汤主之。

《证治论》口疮赤烂，用蜜浸黄檗③一宿，取汁，含咽。热甚，升麻六物汤。咽中闭塞，乌扇汤。

伤寒六七日，大下之，寸脉沉迟，尺脉不至，咽喉不利，唾脓血，手足厥，利不止者，难治，麻黄升麻汤。

身　痛

身疼浮紧太阳临，自利肝并肾带沉，

中湿毒阴与风湿，汗余霍乱本条寻。

《局方》大柴胡证云：邪结在里，大便秘涩，心腹痛

---

① 傅：通“敷”，《后汉书·华佗传》：“既以缝合，傅以神膏。”

② 通脉四逆……加桔梗：《伤寒论》通脉四逆汤方后注作“咽痛者，去芍药，加桔梗一两”，按通脉四逆汤中无芍药。原本无“加桔梗”，据道光本补正。

③ 黄檗：即黄柏。

硬者，可服。若身体疼痛，是表证未解，不可与之。然则身体疼痛，不脉沉，不自利，太阳之表证明矣。其或自利，脉沉，此则阴证之身痛，脏家之里病云身痛大抵多是表证。

太阳身痛，脉浮紧，无汗，麻黄汤以汗之。或尺脉迟者，血不足也，先用小建中汤以养之，俟其尺脉浮，即用麻黄汤。太阳病七八日，脉细，恶寒，为阴阳俱虚，吐、汗、下并不可至再，其人素无热，可芍药①甘草附子汤；素有热，可黄芪建中汤。

厥阴、少阴身痛，其脉沉，必自利，四逆汤、真武汤、附子汤。

中湿，一身尽痛，不可汗下，但利小便，有本条。

阴毒，身痛如被杖，腹中绞痛，脉沉而疾，有本条。

风湿，一身痛重，但微汗，不可大发汗，有本条。

发汗后身痛，脉沉迟，桂枝加芍药人参汤，汗后身痛为寒邪在表，脉沉迟为在里，用芍药入荣，人参安和真气。或用黄芪建中汤。又，汗后、霍乱身痛不休，少与桂枝汤。

腹痛胀

腹痛肾兮通脉汤，脾兼表证桂加黄，

实疼便结虚疼利，胀则陈皮梗夏良。

---

① 芍药：原无，据明本补。

阴邪在里，阳邪入里，与正气搏，则为腹痛。所以痛者有异焉：脉实、腹满而大便秘者，实痛也；脉虚、肠鸣而大便泄者，虚痛也。阴阳异证，用药不同，大抵痛为邪气实，法当疏利，阴受病则金液丹①、养正丹辈温而利之。

少阴腹痛，四逆，或咳，或悸，或小便不利，或泄利下重，四逆散。下利清谷，脉微欲绝，通脉四逆汤。腹痛，小便不利，用真武汤。

误下太阳，因而腹满时痛，是有表复有里，为太阴、太阳俱病，用桂枝加芍药汤。痛甚，桂枝加大黄汤。

实痛者，关脉实，烦躁，腹满，大便秘结，桂枝加大黄汤、小承气汤。胸中热，胃中邪气，腹痛，欲呕吐，则用黄连汤。

虚痛者，寸脉涩，尺脉弦，肠鸣泄利，先与小建中汤。不瘥，小柴胡去黄芩加芍药与之。《易简》用建中汤加远志。腹中冷痛，四肢厥逆，用姜附汤②。

腹胀者，阴阳不和也，桔梗半夏汤最良。

---

① 金液丹：原作"金液咏"，道光本作"金液丸"，据本书卷三《汗下温正法》"阴寒亦有毒，乃病气也，滞须行之，养正丹、金液丹、半硫丸皆可流利，又为要药"改。

② 姜附汤：疑为《伤寒论》干姜附子汤。

奔豚动气

奔豚动气数般方，左右高低细揣量，
　　去①术理中并用桂，不堪汗下例中详。

动气者，脏气不调，筑触而动，随脏所主，而形见于脐之左右上下也。大抵真气内虚，水结不散，气与之搏，即发奔豚，以其走痛冲突，如豚之奔，虽有发表攻里之证，汗之、下之并不可也。然而不言当脐动气者，何耶？盖胃为中州，以主津液，妄施汗下，必先动脾，是以不言而喻也。举此动气，非问证何以知之？然则调理伤寒，贵乎纤悉问证动气诸药，详见不可汗、不可下条例中。

太阳病，下之后，气上冲者，桂枝汤；若不上冲，不可与也。若从小腹上冲于心，桂枝加桂汤。

发汗后，脐下悸者，欲作奔豚，茯苓桂甘大枣汤。

动气，通用理中汤去术加桂，盖桂利小便、泄奔豚故也。奔豚一名肾气，白术燥肾闭气，是以去之。

吐汗下后，心下逆满，气上冲胸，起即头眩，其脉沉紧，误汗之则动经，故其身振振摇动，茯苓桂甘白术汤主之。此方用白术者，盖以误汗动经，故用白术闭其汗也。

奔豚动气，脉沉弱，肢体冷，可与养正丹。

动气，《证治论》用柴胡桂枝汤。

---

① 去：原作"玄"，据道光本及下文"动气通用理中汤去术加桂"改。《伤寒论》理中丸方后注有"若脐上筑者，肾气动也，去术，加桂四两"。

腹　满

腹满脾家及胃家，三阳合病口顽麻，

入邪吐汗下之后，肾证便坚承气加。

腹满多属太阴，盖脾为中央，土所以主。腹满之候，腹
中常满者，里实而可下；时满时减者，里虚不可下，当以温
药和之。其有吐、汗、下后，因成腹满者，此则邪气乘虚而
入，或疏利，或温散，或涌吐，条例又不同焉。审其邪气之
所起，知其邪气之所在，斯可矣。虽然太阴主腹满固也，阳
热为邪，必腹满而咽干；阴寒为邪，必腹满、吐食而自利。
一热一寒，又不可以无别。若夫腹满而泄，难以有瘳。

太阴腹满，吐食，不可下，枳实理中丸主之。误下太
阳，因而腹满时痛，为太阴太阳俱病，桂枝加芍药汤①。
重者，桂枝加大黄汤。

阳明发热，腹满微喘，口苦咽干，或不大便，谵语，
火迫者亦有此证，并小柴胡汤。哕而小便难，加茯苓。又
阳明腹大满，不大便，小承气汤微下之。阳明脉迟，腹满
时喘，潮热，亦用小承气汤。发黄证有本条。

三阳合病，腹满身重，难以转侧，谵语，口中不仁，

---

① 桂枝加芍药汤：诸本并作"桂枝大黄汤"，据《伤寒论·辨太阴病
脉证并治第十》"本太阳病，医反下之，因尔腹满时痛者，属太阴也，桂枝
加芍药汤主之；大实痛者，桂枝加大黄汤主之"及下文"重者，桂枝加大黄
汤"改。

少与白虎汤。

吐后腹胀满，常不减者，胸中之邪下传入胃，拥①而为实也，少与调胃承气汤。

汗后腹胀满者，胃虚而不能敷布，诸气壅滞也，厚朴生姜半夏人参甘草汤②。若满而痛，则小承气汤微下之。

妄下后，腹胀满，心烦而卧起不安者，表邪乘虚而入，郁于胸中也，栀子厚朴汤。

少阴病，六七日，腹胀满，不大便，承气汤③急下之。

腹胀，通用桔梗半夏汤。

腹皮痛者，脾不胜水，故水与气搏于皮肉之间，观其肠鸣漉漉可知矣，小半夏茯苓汤加官桂茯苓④。腹胀满而短气者，邪在里而为实也。

腹濡满而短气者，邪在里而为虚也。见气短条。

腹满用药皆去白术，术温燥而闭气也。

胸胁满

胸满多将表证看，半居表里胁间坚，

虚烦客热须栀豉，瓜蒂拈来吐冷涎。

---

① 拥：通"壅"，陈鸿《东城老父传》："昼把土拥根，汲水灌竹。"后同。

② 厚朴……人参甘草汤：即《伤寒论》厚朴生姜半夏甘草人参汤。

③ 承气汤：《伤寒论·辨少阴病脉证并治第十一》作"大承气汤"。

④ 小半夏茯苓汤……茯苓：小半夏茯苓汤即《金匮要略》小半夏加茯苓汤，"加官桂茯苓"中的"茯苓"当为衍文，宜删。

胸满者，胸膈间气塞满闷，非心下满也。胁满者，胁肋下气胀填满，非腹中满也。胸满多带表证，胁满多在半表半里之间。

太阳病下后，脉促胸满，桂枝去芍药汤。病在卫气，芍药入荣，其性利，故去之。

阳明喘而胸满，此犹带表证，不可下，可与麻黄汤。

胸胁俱满，或胁下硬痛，此半表半里之证，并用小柴胡汤和解之。

胸中虚烦客热，或经汗下后烦热窒塞，气逆抢心，并栀子豉汤吐之。若气乏则与栀子甘草汤，若呕则与栀子生姜汤。

胸中痰实宿寒，瓜蒂散吐之。

又，阳明病，心下硬满，不可下，下之遂利不止而死，法当涌吐，详见结胸解题。此则胃中虚而气痞也，或用半夏泻心汤、生姜泻心汤。

孙用和①云：胸满则诸泻心汤审证用。

邪气留于胸中，法当涌吐，其高者，因而越之②是尔。然有吐汗下后，气乘虚入而为烦，是则胸中客热，以栀子豉汤吐之，此吐剂之轻者也。不经发汗吐下，邪气留聚，烦满痰实，是则胸中宿寒，以瓜蒂散吐之，此吐剂之重者

---

① 孙用和：北宋医家，曾被授以宣德郎尚药奉御，又称孙尚药，有《传家秘宝方》传世。

② 其高者因而越之：语出《素问·阴阳应象大论》。

也。均之为吐，又当权衡。

胁　疼

胁疼多属少阳家，燥粪阳明并小柴，

里水痞坚须十枣，阴筋引痛脏中乖。

胁肋痛满者，邪气在半表半里之间也。邪方传里，未留为实，气郁不行，法当和解。若夫里水痛坚，非下之不可也。

少阳病，胁痛耳聋，寒热干呕，或胁下坚满，并用小柴胡汤和解之。

阳明病不解，转入少阳，胁下坚满，干呕，小柴胡汤。又，阳明燥粪，不大便，胁下坚满，舌上苔滑，小柴胡汤。

太阳病，咳嗽，干呕，微利，心下痞硬，引胁下痛，身凉汗出，或时头疼，此为表解里有水，十枣汤下之。

病者胁下痛，素有痞积在于脐傍，引小腹入阴筋俱作痛，此为脏结，不治。

自　汗

自汗伤风暑不消，风温风湿卫难调，

无阳霍乱并柔痓，更与阳明共九条。

卫气所以密腠理而固津液也，卫为邪所干，不能护卫于表①而汗出焉。寒伤荣气，汗独无之。惟风暑湿之邪有

---

① 表：原作"是"，据道光本改。

干于卫，皆为自汗之证也。若夫寒已入里，寒极生热，热则荣卫通，腠理开，又为阳明自汗，是其热越而汗出矣，治法各自有条。然而汗出以至发润，或汗出如油，或汗出如珠，凝而不流，此皆不救，他病见之亦然。

太阳伤风，自汗，脉浮缓者，桂枝汤。汗出而渴，或小便难者，五苓散；不渴者，茯苓甘草汤。自汗，小便数者，勿用桂枝，惟芍药甘草汤主之。自汗，小便不数，心烦，微恶寒，脚挛急，桂枝附子汤加人参，参以调荣，脚必伸也。

太阳中暑，汗出恶寒，身热而渴，香薷散、白虎汤，或用小柴胡汤。

风温多眠，喘息自汗，若误汗之，必身灼热，谵语，并用葳蕤汤。

风湿，额上自汗，关节痛重，但微解肌，通用败毒散。余见本条。

卫不和者，脏无他病，时发热，自汗出，桂枝汤。

亡阳者，太阳证，发汗多，漏不止而恶风，用桂枝加附子汤。又，少阴证，尺寸脉紧，反有汗出，额上、手背冷汗，为亡阳，主咽痛吐利，四肢疼急，厥逆恶寒，用四逆汤。汗多不止，温粉扑之。若汗不止，恶风，烦躁不得卧，先服防风白术牡蛎汤，次服小建中汤。咽痛通用甘桔汤、猪肤汤。

霍乱，吐利汗出，发热恶寒，手足拘急，厥冷，四逆汤。又，中暑、霍乱，烦渴，香薷散。

柔痓，太阳病，身项反张，口噤瘛疭，发热汗出，小续命汤。

阳明汗多而渴，发热谵语，大便硬，调胃承气汤。若小便自利而汗出者，为津液少，不可攻，但用蜜导。若汗多者，胃汁干，急下，大承气汤。阳明汗多而渴，勿用五苓散。阳明反无汗，脉浮而喘，麻黄汤。

无　汗

无汗因寒中太阳，三阴刚痓证中详，

冬阳明病兼阴易，七例推寻各有方。

腠理为风、暑、湿所干，皆令自汗。惟寒邪中经，腠理密致，则津液内渗，独无汗焉，此特伤寒在表然耳。若阴病，若水饮，与夫亡阳、久虚，亦皆无汗，随证各自有条。惟热病脉躁盛而不得汗，此阳亢也，当汗无汗，与麻黄汤三数剂而汗不出者，此亦不可活也。知其可进则进，知其不可则已之，君请择斯二者。

小柴胡汤证云阴病不得有汗①，盖三阴证本无汗，其或有汗者，亡阳也。

冬阳明，脉浮紧者，必发潮热；脉但浮者，必有盗汗，黄芩汤主之。盗汗者，邪气方侵于里，尚连于表，睡

---

① 阴病不得有汗：《伤寒论·辨太阳病脉证并治第七》作"阴不得有汗"。

则卫气行里而表阳不致，因其表阳不致，故津液得泄；觉则气散而周于表，腠理闭焉，汗复止也，是之谓盗汗。此邪在半表半里之间，法当和表①。

余证无汗，治法各有本条。

头汗出

头汗诸阳气上蒸，身黄尿秘引浆频，

心忪水结评言血，表里柴胡小是珍。

诸阳之经循于头，三阴则至颈而还也。里虚表实，腠理密致，热不得越，故阳气上腾，津液上凑，而汗出于头，抑亦胞虚内涸使然耳。夫里虚则不可下，内涸则不可汗。头汗之证，无所谓表邪，汗之断不可也。若夫阳明热入血室，燥粪评语，俟其过经，利之以小承气汤，是可无以权之哉？大抵寒湿相搏，与夫邪在半表半里之间，则有头汗。设或小便不利，内外关格，头汗则为阳脱。误下湿家，额上汗出而喘，或小便不利，大便自利，亦为阳脱。二者皆不可活，临诊又当审斯。

发黄证，头汗及颈而止，小便难，引水浆，此受湿也，茵陈汤、五苓散主之。

水结胸证，心下忪满，无大热，头汗出，小半夏加茯

① 和表：《类证活人书·卷三》："在表宜汗，在里宜下，半在里半在表宜和解，表里俱见随证渗泄，无表里证用大柴胡汤下之。"作"和解"义胜。

苓汤。

谵言头汗，是为血热，病属阳明，可承气汤。若心中懊侬而头汗者，栀子豉汤。

半在表半在里及余证，并小柴胡汤。寒热往来，微恶寒，为表；胁下满，大便坚，为里。

汗下后，胸满微结，寒热，心烦呕渴，为表未解，柴胡桂枝干姜汤或柴胡桂枝汤。

手足汗

手足如何汗不休，胃中热聚液旁流，

热家燥粪为谵语，寒证难教水谷留。

手足汗者，热聚于胃而津液之旁达也，亦有寒聚于胃致之。挟寒则水谷不分，蕴热则燥粪谵语。

阳明病，手足絷絷汗出，谵语，大便难，此热证也，与承气汤下之。

阳明中寒，不能食，小便不利，手足濈然汗出，大便初硬后溏，水谷不分，则不可下，少与理中汤。

不得汗

汗之不得亦须蒸，躁盛还无未必生，

身痒浮迟惟各半，阳明虚证若虫行。

伤寒欲得汗，与麻黄汤数剂而汗不出者，不治。热病脉躁盛而不得汗，诸阳之极，亦不治。二者盖真病也。亦有寒热而厥，忽两手或一手无脉，是犹重阴欲雨之时，必濈濈然大汗而解。其或投药无汗而脉不至者，亦不可活也。是可以容易谈哉！虽然，诸虚少血，津液中干，亦不能作汗。病人有挟宿恙，如痰饮、癥癖之类，又隔汗而不能出也。少血者养血以汗之，痰癖者开关散气以汗之，是为活法。若夫汗出如油，喘而不休，未有能生者也。

服药不得汗，当用蒸法。烧地令热，去其火，以水洒之，用桃柏叶、蚕沙、糠麸夹和铺地，厚三寸许，上铺席，令病人仰卧，衣被覆之，片时周身至脚心皆汗出，乃用温粉扑，即移上床。

身痒，脉浮迟，为气虚亡阳，不能作汗，桂枝麻黄各半汤主之。

阳明反无汗，皮中如虫行，以久虚也，术附汤、黄芪建中汤。

凡发汗，须令上下周遍，身上衣被如常，腰以下厚盖之。若盖覆不周，汗出不匝①不流，必致肢体拘挛，可与牛蒡根散。

不可汗

不堪汗者脉微迟，温湿虚烦坏病推，

经水忽来兼失血，脐间动气并如之。

---

① 匝：周遍，满。

病在表而脉浮者，可汗。表证悉具，若发渴，若脉不浮，是表犹带里也，未可汗之。伤寒不可汗条例最多，其可汗者，大抵脉证全在表也。表固可汗，然汗之太早、太过，或者津液泄而变生焉。至于当下而误汗，则为亡阳，为谵语，为下厥上竭等证，其害人又速耳。设或误汗，则真武汤以救解之，羸甚者去芍药，有热者去附子。吁！此救兵也，谨之谨之表中风寒，里则不消，里病表热者，虽无阳证，可以小辛之剂微汗而温散之。

脉微弱为亡阳，不可汗，用桂枝二越婢一汤。尺脉迟为血少，荣气不足也，不可发汗，先与黄芪建中汤以养血，俟其脉不迟，即以小柴胡汤、桂枝二越婢一汤和解之。

风温、湿温各有本条。

虚烦似伤寒，却不恶寒，身不疼，脉不紧，并不可汗下，可竹叶汤，或小柴胡汤。

坏病者，吐汗下温不解，知犯何逆，以法治之，并不可汗，可小柴胡加减。

经水适下，表里俱虚，不可汗，小柴胡汤主之。衄血、下血，虽脉浮紧，无汗，然衄者欲愈，下者亦欲愈，不愈则用桂枝汤，但不可发汗。

腹中左右上下动气筑触，并不可汗下，《证治论》用柴胡桂枝汤。动在左，发汗则头眩，汗不止，筋惕肉瞤，为逆，先服防风白术牡蛎汤，汗止以建中汤与之。动在右，发汗则衄而渴，心苦烦，饮则吐，先五苓散，次竹叶汤。动在上，发汗则气上冲心，枣根汤。动在下，发汗则心中大烦，骨节烦疼，头痛目运，入食即吐，先用大橘①皮汤止吐，次小建中汤。

下利清谷，用理中汤，或大便不通者，皆不可汗。

恶寒脉浮，此为表证，若渴，则邪欲入里，不可汗。

咽干喉塞、亡血、淋家、衄家、疮家、动气，并不可汗，《证治论》皆用小柴胡汤。厥逆，不可汗，当归四逆汤。

不可下

不可攻浮及细虚，恶寒呕吐与之俱，

小便自利并清少，有表仍兼失气无。

病在里而脉实者，可下。里证悉具，若恶寒，若脉不实，是里犹带表也，未可下之。伤寒不可下条例最多，其可下者，大抵脉证全在里也。里固可下，然下之太早、太过，或者水谷脱而变生焉。至于当汗而误下，则为痞气、为懊恼、为结胸等证，其害人又速耳。设或误下，则理中汤、丸以救解之，或里烦则少加乌梅，或转损厥逆则兼与四逆汤辈。吁！此救兵也，谨之谨之。

脉来细小，固不可下，若细小而牢紧，又可下也。

---

① 橘：原作"吉"，据道光本改。后同。

脉浮，病在表，不可下。结胸脉浮大，不可下。

脉细虚或迟缓，或尺部涩弱，此凡皆为血气衰，不可下也。

恶寒者，表之虚证，虽阳明恶寒，则与太阳合病，属表，可汗，不可下。若少阴证恶寒，则温之。

呕吐者，虽有阳明证，谨不可下，小柴胡加生姜主之。

小便自利，汗出者，津液竭，粪虽硬，属阳明，但用蜜导而出也，猪胆汁亦可导也。

脾约证，大便坚，小便数者，枳实脾约丸。

大便坚，小便清者，热不在里，虽不大便，不可下，可桂枝汤汗之。

少阴证，小便白，为下焦虚寒，用四逆汤。

大便坚，小便少者，津液还入胃，必先硬后溏，不久自出。惟小便如常，乃可下之。

有表证，脉带浮，或恶寒，或犹生寒热，并不可下。

不转失气，谓不下泄也，不下泄则先硬后溏，不可下。大抵阳明燥粪欲下之，先与小承气汤。若转失气，则必先溏后硬，更进一剂，不转失气则止。又阳明谵语，潮热，脉疾，与小承气汤，不转失气，则与小柴胡汤。若次日又不大便而脉涩，则为里虚，黄芪建中汤主之。凡阳证而脉涩，谨不可下。

头汗出为津液少，胞中虚，不可下，唯阳明谵语，血热，头汗，则可下。

诸虚、少血、厥逆、喉闭、呕吐、亡阳、阴实、动气，皆不可下。虚家附子汤，厥逆当归四逆汤，咽喉闭塞乌扇汤，呕吐小半夏加橘皮汤，无阳明实而大便硬者，下之必清谷腹满，但用蜜导。

左动气，下之则腹满拘急，气愈动，身虽热，反欲拳，先甘草干姜汤，次小建中汤。

右动气，下之则津液竭，咽鼻干，头眩心悸，竹叶汤。

上动气，下之则握掌热烦，汗出欲灌水，竹叶汤。

下动气，下之则腹满清谷，心痞头眩，甘草泻心汤。

卷之五

懊憹憹，平仄两音

懊憹心坚用陷胸，舌间苔白豉栀供，

发黄须与茵陈辈，燥粪阳明承气攻。

懊憹者，懊恼郁闷之状。盖由表证误下，正气内虚，于是客气乘虚入而动膈，烦郁微疼，特未至结胸之甚也。由懊憹而结胸，亦不难矣。

短气烦躁，胸中懊憹，心下因硬，则为结胸，用陷胸汤。

舌上白苔，虚烦不得眠，心下懊憹，或饥不能食，头汗出，此邪热郁于胸中也，并栀子豉汤吐之。

阳明病，下之后，懊憹而烦，胃中有燥粪，此热结于胃也，承气汤攻之。

阳明无汗，小便不利，心中懊憹者，必发黄，用茵陈汤。是则胃中邪热，前后二部俱泄之也。

痞

痞满关沉痛不侵，关浮肝热用连芩，

恶寒勿下先投桂，痞利余粮及泻心。

当汗误下，或病属阴而反下之，轻则为痞。其状心下满而不痛，按之则濡，是其虚邪留滞，故但满而不痛也。通用桔壳、桃梗①最良。若欲攻之，亦须表证已解则可矣。

痞者关脉多沉，枳实理中丸、半夏泻心汤主之，桔梗枳壳汤尤妙。

关脉浮而痞，此为肝热，用三黄汤②泻其肝。若或恶寒汗出，三黄汤加附子，名附子泻心汤。服汤后，痞不去，烦渴，小便不利，五苓散主之。

下后复汗，心下痞而恶寒者，表未解也，不可攻痞，当先与桂枝汤。表解乃可攻痞，用三黄汤。表未解而心下妨闷，曰支结，用柴胡桂枝汤。胸胁满而微结，小柴胡加干姜牡蛎汤。表证在，数下之，协热而利，心下痞硬，表里俱病，桂枝人参汤。

下利，心下痞硬，干噫食臭，腹鸣，甘草泻心汤、生姜泻心汤。《证治论》用桂枝人参汤。若利不止，则治下焦，用赤石脂禹余粮汤。又不止，即利小便，用五苓散。

发热，汗出不解，呕吐下利，心中痞硬，用大柴胡汤下之。此太阳证。吐汗下后，嗳气痞硬，旋覆代赭汤。若咳逆气虚则先用四逆汤，胃寒则先用理中丸，后用旋覆代赭汤。若虚烦，心下痞满③，气上冲胸，头眩，经脉动，

---

① 桃梗：道光本作“桔梗”。
② 三黄汤：本书卷三《恶寒》名三黄泻心汤，应即《伤寒论》大黄黄连泻心汤。下文“三黄汤加附子，名附子泻心汤”可证。下同。
③ 满：原作“薄”，据道光本改。

身振摇，茯苓桂枝白术甘草汤。

十枣汤证，须是身凉表解，胁疼而痞，则可用。

结　胸

结胸痛硬满其中，大小随名用陷胸，

热实多烦寒不热，水兼浮脉岂容攻。

病发于阳而下之早，或当汗而误下，外证项强，心下满硬而痛者，结胸也。结胸痛硬，是为实邪在里，法当下之。若脉浮大，若表证，若水气，戒不可下。亦有不经下剂而心下硬满者，此又有可吐、可下不同焉。经曰：病人手足厥，脉乍紧，邪结胸中，心满而烦，饥不入食，当吐之。是则病在胸中故也。经曰：阳明病，心下硬满，不可下，下之遂利不止而死。是则邪气自表传里，留于心下，未全为实，法当吐之，故有此戒也。审如是，则经所谓高者因而越之是尔。吐下界限，判然天壤，安可以结胸里实例论之乎？要之，结胸治法，大要审其邪气所在而已矣。或曰：结胸证具，加烦躁而不治者何？此胃气绝也。胃气既绝，安能布药力以胜邪也哉！

凡病在胸膈者，上脘澎湃，痰壅气促，粥药不能下咽。

结胸，寸脉浮，关尺皆沉，或沉紧，俱当下。若脉浮大，或有表证，则先用小柴胡汤。表已解，即下之。

大结胸，不按而痛，胸连脐腹痛硬不可近，大陷胸汤。陷胸汤太峻，合用者只与陷胸丸。

小结胸，按之而痛，只心下硬，用小陷胸汤。

热实结胸，懊憹烦渴，心下痛，少与大陷胸汤。

寒实结胸，无热证，三物白散，枳实理中汤、丸。

水结胸，心下怔忪，头汗出，无大热，小半夏加茯苓汤、小柴胡去枣加牡蛎汤。

脏结，亦是结胸一种，但舌上苔滑，时时下利，阴筋引痛，有本条。

病人血结胸，此热入血室，见谵语条、下脓血条。

结胸先理其气，用桔梗枳壳汤、枳实理中汤，渴者加栝蒌根。《证治论》诸药不愈用增损理中丸。凡结胸理气已平，旋复大便涩者，须利导之，否则热邪结为块血。

误下后，未成结胸，急与理中汤救解。

阴毒阳毒，随气逆上，伏于胸中，亦有结胸痛硬之证，治法详见本条。

气　短

气短里实热来潮，风湿溲难汗自流，

停水心间并里水，太阳误下结胸不①。

气短者，呼吸短促而不能相续是也，其间呼多吸少，皆不救焉。《千金》曰：少气不足以息者，危。《金匮》曰：短气不足以息者，实。大抵短气为实，亦有表里虚实

---

① 不：古同"否"，四库本作"痞"。

之差。心腹胀满而短气者，邪在里而为实也；心腹濡满而短气者，邪在表而为虚也；其或怔忪气短，此则心下停水致之。体认不精，其差千里，信矣哉。

气短潮热，腹满而喘，此为外欲解而里实，小承气汤、大柴胡汤。

风湿相搏，汗出短气，小便不利，恶风不欲去衣，其邪在表，甘草附子汤。

食少饮多，水停心下，亦令气短，小半夏汤。

身凉干呕短气，汗出不恶寒，此表解而里有水，十枣汤。

误下太阳，短气烦躁，心中懊侬因硬，便为结胸，大陷胸汤、丸。更发黄一证。

喘

喘不<ruby>暬暬</ruby>解表家，汗多潮热里攻邪，

满胸合病尤须汗，水嗽青龙杏去麻。

经云：肺气实则喘逆上气。所以气逆者，邪气为实耳。伤寒发喘，邪气在表者，心腹濡而不坚，外证无汗，法当汗之。邪气在里者，心腹胀而为满，外证有汗，法当下之。又有水气作喘，心下怔忪，即水为邪，是以有小青龙之证。若经汗下逐水，不获痊愈，喘促上攻，壅塞而不得息，可以瓜蒂散从权吐之。吁！喘特病之常也，其或直视谵语而喘，汗出发润而喘，身汗如油而喘，皆

不可救，此邪气内盛而正气欲绝也。临机对境，盍①消息焉。

麻黄专主喘，喘家汤剂多用麻黄。

太阳证，无汗而喘，麻黄汤。或误下之，利不止，脉促有汗而喘，葛根黄芩黄连汤。下之微喘者，桂枝加厚朴杏子汤。发汗后，不可更行桂枝汤，若汗出而喘，无大热者，麻黄杏仁甘草石膏汤。

阳明证，汗出不恶寒，气短腹满，潮热而喘，小承气汤。若脉浮，无汗而喘，即汗之，用麻黄汤。

太阳阳明合病，喘而胸满，勿下，可麻黄汤。水气嗽喘，乃太阳汗后，饮水多而水停心下，小青龙去麻黄加杏仁主之。小腹满者，小青龙去麻黄加茯苓。

阴证喘则必促，脉伏而厥，返阴丹、五味子汤。

鼻息鸣喘，气逆上冲，孙用和用麻黄汤加橘皮、杏子。久喘咳嗽，感冒鼻涕，《易简》九宝汤。

咳　嗽

嗽家呕喘属膀胱，寒热胸坚值少阳，

若是少阴频下利，四肢沉重更清凉。

肺主气，气逆而不下则嗽。热邪乘之，气则燥郁；寒邪乘之，气则冷滞；水饮乘之，又与气搏。热寒水饮皆生

① 盍（hé何）：何不。

痰壅，嗽之所从始乎。阴阳治法，固自有条。其间水咳三证，不可无辨。小青龙汤，太阳之表水也；十枣汤，太阳之里水也；真武汤，阴证之水气也。常须识之。虽然，古人一药对一病，所主安在哉？曰：水与表寒相合而咳，则小青龙汗之；水与里寒相合而咳，则真武汤温之；里癖合水，动肺而嗽焉，十枣所以下之也。

太阳病，身热嗽喘，心下忪松，干呕微利，此水气在表，小青龙汤。小便不利，小腹满者，去麻黄加茯苓。发热恶寒，身体痛者，只依本方。若身凉咳嗽，干呕微利，心下痞满，引胁疼痛，为里有水，十枣汤。

少阳病，寒热往来，胸胁硬满而痛，咳嗽，小柴胡汤或微利①去人参、生姜、枣，加五味子、干姜。

少阴病，水气咳嗽，四肢痛重，腹痛下利，或呕，真武汤加五味子、干姜、细辛。少阴咳而四逆，或腹痛，或泄利，或悸，四逆散加五味子、干姜。少阴咳而呕渴，心烦不得眠，下利，猪苓汤。

热咳，金沸草散。或唾脓血，小柴胡加黄芩或黑豆，入生姜煎汤。

咳嗽头痛，不恶寒，身大热，若脐腹亦有热而内作痛者，须下之，用大柴胡汤。张氏曰：发汗不解，腹满痛者，急下之，可大承气汤。又曰：腹中满痛，此为实，大

---

① 或微利：疑衍。《伤寒论·辨太阳病脉证并治第六》小柴胡汤方后注"若咳者，去人参、大枣、生姜，加五味子半升、干姜二两"可证。

柴胡下之。

咳嗽，中满而呕，用大半夏汤。解利以后，胃寒不食，则理中汤加橘皮、半夏、茯苓、细辛、五味子。痰多，二陈汤加细辛、五味子。治嗽通用大橘皮汤。

咳　逆

咳逆垂危苦胃寒，橘姜苓夏胜灵丹，

不瘥乳下应须灸，腹满之时疗已难。

咳逆，俗谓之噎，古人谓之哕。盖胃气本虚，吐下太过，或复与之水，以发其汗，胃虚气逆，噎哕生焉。病势至此，极矣。虽然，咳逆出于胃寒固也，其有水挟寒气击搏而成者，则茯苓、半夏逐水主噎，官桂、丁香下气御寒。又有热气拥郁，气不得通而成者，则小柴胡加生姜，自有条例。惟是哕而腹满，不得小便，或后部不通，此为真病，虽有神医，末如之何。

橘皮干姜汤、羌活附子散、半夏生姜汤、退阴散主之，以意择用。不瘥，即灸乳下。其法：妇人屈乳头向下，尽处骨间，三壮；丈夫乳小，以一指为率，亦三壮。男左女右，艾圆如小豆许。大抵乳直下陷中有动脉处是。详见下脓血条。

《证治》论呕哕，手足逆冷，小橘皮汤。若加胸满，虚烦不安，大橘皮汤。

阳证咳逆潮热，小柴胡汤加生姜橘皮竹茹汤①。仍视其大小便何部不调，即通利之。

哕而腹满，大便不利，小承气汤。哕而腹满，小便不利，猪苓汤。

阳明伤风，脉弦浮，小便难，潮热而哕，小柴胡加茯苓汤。

《易简》论伤寒咳逆为笃证，他病见之亦然，以半夏生姜汤主之；又方丁香、柿蒂煎汤，调苏合香丸。大抵咳逆不止者，不可救药。

水气乘肺，亦主噫逆微咳，当以表水里、水法治之。见咳嗽条。

干　呕

干呕身热小青龙，涎沫茱萸汗桂供，

下利白通并四逆，胁疼十枣里之攻。

干呕者，呕而无物出也。大抵热在胃脘，与谷气并，热气上熏，心下痞结，则呕而无所出焉。少阴下利，姜附主下利也。厥阴吐沫，茱萸主涎沫也。汗出干呕，桂枝主自汗也。邪去则呕者定矣。若夫水气二证，又当以表里分之。发热咳喘而干呕者，此则水气在表，与青龙汤；不发热，不恶寒，胁痛咳利而干呕者，此则水气在里，与十枣

---

①　汤：疑为衍文，宜删。

汤，是又不可无别。然而表水里水皆有咳嗽，何耶？曰：水气乘肺也。

表不解，心下水气，身热干呕微喘，或利，小青龙汗之。

干呕吐涎沫，头痛，一云少阴，一云厥阴，并吴茱萸汤。得汤反剧者，则与小柴胡汤①。

汗出头痛，干呕，桂枝汤。

少阴下利，干呕脉微，白通汤。利不止，干呕而烦，厥逆无脉，白通加猪胆汁汤。里寒外热，脉微欲绝，或干呕，通脉四逆汤。

身凉汗出，胁疼干呕，心下痞硬，短气，咳而微利，不恶寒，无表证，此里有水，十枣汤下之。

膈上有寒饮，干呕，亦属少阴，用四逆汤。《证治》论干呕而利，黄芩半夏生姜汤。

胸中似喘不喘，似呕不呕，似哕不哕，愦愦然无奈者，生姜半夏汤。

呕　吐

呕吐阳明气逆行，数为胃热缓寒生，

太阳合病利不利，肾证三条各有评。

表邪传里，里气上逆则为呕吐，水谷不下是也。伤寒

---

① 得汤……与小柴胡汤：《伤寒论·辨阳明病脉证并治第八》作“食谷欲呕，属阳明也，吴茱萸汤主之；得汤反剧者，属上焦也”。

呕吐，有胃热，有胃寒，有水气，有脓血，辨是四者而已。胃热者，脉数或紧，必有口苦、舌干、烦渴之证。胃寒者，脉弦而迟，必有逆冷不①食、大小便自利之证。水气者，先渴后呕，膈满怔忪。若胃脘脓血则腥气，燥气奔逆上冲。经所谓呕家有痈脓，不须治，脓尽自愈，又谓服桂枝汤吐者，其后必吐脓血是矣。大抵呕吐皆有所出。已下咽而出者，呕也；未下咽而出者，吐也。吐特甚于呕耳。若概以呕无所出，则其间所谓干呕者，独何耶？呕吐多属阳明气逆而上行，戒不可下。汗后水药不入口者，逆。呕而脉弱，小便自利，微热而厥者，虚极难调也。生姜，呕家圣药，热燥者乌梅代之。

阳明呕吐，小柴胡汤加生姜主之，阳证通用。呕而发热，小柴胡汤。呕而渴，猪苓汤。先呕后渴，此为欲解，急与水解。先渴后呕，为心下停水，赤茯苓汤。汗后，或瘥后，胃脘余热，虚烦呕吐，竹叶汤加生姜汁。吐汗下后，虚烦不得眠而呕，栀子生姜汤。

寸脉数，烦热而吐，为胃热，五苓散、竹茹汤、小柴胡汤。

汗下后，关脉迟缓而吐，为胃寒，理中汤、正气散加生姜。

寒多不饮水而吐，理中汤去术加生姜。

---

① 不：原作"下"，据道光本改。

太阳少阳合病，自利而呕，黄芩加半夏生姜汤。

太阳阳明合病，当自利；若不利，但呕，葛根加半夏汤。胸中有热，胃中有邪气，腹痛，气逆欲呕，黄连汤。

太阳发热汗出，心下烦郁痞硬，下利呕吐，大柴胡汤。

少阴呕证，四逆汤加生姜。水气，或咳，或悸，身痛，自利，真武汤去附子加生姜。膈上寒饮，干呕，吐涎沫，四逆汤。若更吐利，手足逆冷，烦躁甚者，吴茱萸汤。又，手足寒，心中温温欲吐不得吐，脉弦迟，为胸中实，可吐之，或用半夏汤入生姜汁。并属少阴。

温毒发斑，心闷而呕，身热足冷，有本条。

水逆证，渴欲饮水，水入即吐，小肠不利故也，五苓散、小半夏茯苓汤。

《金匮》云：诸呕吐，谷不下，小半夏汤。似呕似哕似喘，心中愦愦，生姜汁、半夏汤、大小橘皮汤。

伤寒屡经吐下，寒气隔塞，食入口即吐，干姜黄芩黄连人参汤。汗后，水药不入口者，逆，半夏茯苓汤。

呕吐脓血，见吐血条。

吐 血

吐血诸阳受热邪，表之不发咎医家，

因而热毒流于脏，地血三黄数剂嘉。

诸阳受热，其邪在表，当汗不汗，致使热毒入脏，积瘀于内，遂成吐血。盖伤寒失汗，则邪热化为恶血，或蕴毒不除，亦能蒸腐其血。凡眼闭目红，神昏语短，心忪痛闷，眩冒迷忘，漱水躁烦，呕吐喘促，惊狂谵语，鼻衄唾红，背冷足寒，骨热肤哄，四肢厥逆，多汗顽痰，胸胁小腹满急，大便黑而微利，小便多而不禁，此等皆瘀血证也。男女均有此血脉，妇人伤寒尤多见之，以其得病于经水来去之期，或受病中间经水适至耳。血之为痛①，大抵夜重日轻，或昼明了而暮谵语，血属阴，从其类也。前证不必悉具，但见其一二分晓，便作血证主张，犀角地黄汤，小柴胡汤，桃仁承气汤，三黄汤、丸，酌量轻重用。瘀血结胸②，抵当汤、丸主之。诸汤皆以川芎为佐，取尽大便黑物则佳。虽然，伤寒咯血犹难救疗，况吐血乎！凡吐血，皆非美恙，初病犹可用工，有陆续而来，或经数时而复吐者，断不可救药也。

方药详见解题③。通用萝卜汁一小盏，入新汲水，煎茅花主之。血热者黄连阿胶汤；《证治论》用地血散、檗皮汤、三黄泻心汤。

大下后，寸脉沉迟，尺脉不至，咽喉不利，唾脓血者，麻黄升麻汤。此有两证，一阳毒，一少阴。在阳毒则或用阳毒升麻汤，在少阴则或用甘梗汤加半夏、生

---

① 痛：道光本作"病"。

② 胸：原作"其"，据道光本改。

③ 解题：即标题下四句歌赋。

姜汁。

服桂枝汤吐者，其后必吐脓血，犀角地黄汤。

非伤寒证而吐血者，与蛤粉散。若虚劳咳嗽吐血，口苦咽干，真黄芪汤主之。

衄　血

衄血膀胱病欲瘳，脉微发表病家愁，

紧而无汗麻黄进，浮缓絷絷以桂投。

经络热盛，阳气拥重，迫血妄行，出于鼻者，为衄，其热在表也。是虽表热，邪犹在经。然亦不可发汗，汗之则额上陷脉紧急，直视而不得卧，古人戒之。所以无汗用麻黄，有汗用桂枝者，非治衄也，散其经中邪气耳。若邪气不得发散，拥迫于血，而衄复不止也。太阳衄血，固为欲①解。或有衄血不止，但头面汗出，其身无汗，及发汗不至足者，又为恶证，当明辨之。

太阳证衄血，及服桂枝汤后致衄者，皆阳气盛长，病欲解也，属犀角地黄汤。

衄而脉微，不可发汗，与犀角地黄汤、黄芩芍药汤。衄不止，茅花汤。

无汗而衄，脉尚浮紧，可再与麻黄汤。

有汗而衄，脉尚浮缓，可再与桂枝汤。

---

① 欲：原作"饮"，据道光本改。

衄而烦渴，欲饮水，水入即吐者，先服五苓散，次服竹叶汤。

阴证本无衄，若少阴厥而无汗，强发汗，必动血，血从耳目口鼻而出，是为下厥上竭，不可治，《治要方》用黑锡丹。《千金》云：凡时行衄血，不可断之。如或过多，即可断，以龙骨末吹入鼻；九窍出血通用。

阳明发热，口燥漱水者，必衄，见漱水条。谨不可汗。

脓　血[1]

下脓血室必谵言，湿毒无如肠垢鲜，

消谷粪坚脐下蓄，膀胱热结六条全。

冲脉为血之海，即血室也。男女均有此血气，亦均有此冲脉。冲之得热，血必妄行，在男子则为下血谵语，在妇人则于经水适来适去之时，经气尚虚，邪乘虚入，或热退而胸满谵语，或蓄血而寒热似疟，皆谓之热入血室。私窃怪夫世俗常谈，凡病皆先调气，而血之一字念不到焉。其间一二亦知理血，则曰妇人有之。不思血气即阴阳也，负阴抱阳中，两间而为人，谁独无此血气哉？否则，张、朱之书所谓桃仁承气汤，抵当汤、丸之类，是特为妇人设耳？然而，血证之脉[2]何如？曰：挟血者，脉来乍涩乍数，

---

① 脓血：后文作"下脓血"。

② 脉：原作"昧"，据四库本改。

闪灼明灭，或沉细而隐伏也。若夫血热交攻，则寸关洪盛。大抵多于左手见之，左手主血，固如是尔。经云：血上逆则忘，血下蓄则狂①。下焦蓄血，小便必自利。血结之处，又当以此推之。外证具于吐血汗解条内②。

阳明病，下血谵语，或胸胁满如结胸，暮夜如见怪状，此为热入血室。头汗出者，刺期门以泻肝。若不刺，合用小柴胡汤加生地黄、枳壳、栀子仁。

腹痛身热，下脓血，如鱼脑，如烂肉汁，曰湿毒，桃花汤、地榆散、黄连阿胶丸。《治要方》用胃风汤③加木香，或除湿汤。

热气乘虚入于肠胃，脐下有热，泄利④赤黄白肠垢，黄芩汤、白头翁汤、檗皮汤。

无表里证，已下后，脉数不解，消谷易饥，多日不大便，此有瘀血，桃仁承气汤、抵当汤，或小柴胡加桃仁、大黄。又，脾约证，胃热消谷，有本条。

下焦蓄血，其人如狂，小腹结急，小便必自利，与抵当丸，或小柴胡加桃仁、大黄。抵当汤太峻，合用者只与抵当丸。

太阳病不解，热结膀胱，其人如狂，而血自下，下者

① 血上逆……下蓄则狂：《素问·调经论》作"血并于上，气并于下，心烦惋善怒；血并于下，气并于上，乱而喜忘"。

② 条内：原阙，据道光本补。

③ 胃风汤：原作"冒风汤"，据道光本改。

④ 利：原作"汗"，据道光本改。

愈。不愈，用桂枝汤。

瘀血，炙甘草半钱，川芎、香附倍之，枳壳又倍之，新汲水煎，入醋下。

失血，少血，或尺脉迟，或诸脉不出，汤剂中须以人参为佐。

期门即三焦之腑，取穴以病人中指中节为寸，令仰卧，从脐心正中向上五寸，以墨点定，从墨点两边横量各二寸半，大约直两乳，是期门穴也。针入四分。此《证治论》穴法，可与咳逆条乳下穴参用。

发　黄

发黄尿秘引清浆，便黑尿多血证黄，

身热尽疼为中湿，鼻干腹满胃风伤。

发黄者，湿气在里，复瘀热于脾胃，蒸湿不散而得之。或病属阳而用温，内热而被火，亦发黄也。湿气胜则如熏黄而晦，热气胜则如橘黄而明。伤寒至于发黄，单阳无阴，病势已极，不可以寻常目之。如所谓寸口无脉，鼻出冷气；如所谓形如烟熏，摇头直视；如所谓环口黧黑，柔汗①发黄，不治者亦多矣。然而发黄之与瘀血大抵相类，又何以辨之？曰：小便不利者为黄，小便自利则瘀血也。《千金》云：酒疸下之，终为黑疸，土瓜连根捣取汁，效。

①　柔汗：又称油汗、冷汗。

黄瘅证，脉浮滑而紧数，尿秘，头面汗出，及颈而止，渴引水浆，茵陈汤，五苓散夹和茵陈汤，或五苓散下酒蒸黄连丸。

血证发黄，如狂，小便多，大便黑，桃仁承气汤、犀角地黄汤、抵当丸。

太阳中湿发黄，身热尽痛，头汗目黄，盖寒湿在里致之，可五苓散、栀子檗皮汤；若欲解散，则用麻黄连翘赤小豆汤。余见中湿条。中湿与发黄，不利小便，非其治也。

阳明伤风，发黄易饥，气短腹满，鼻咽干，心胁痛，小便难，潮热，咳嗽咽痛，息短头眩，嗜卧，脉弦浮大，小柴胡加茯苓。

初发黄，急用瓜蒂末，口含水，搐一字许①入鼻中，出黄水，次服茵陈五苓散。

发　斑

斑如温毒黑膏良，热病重阳别有方，

里实表虚因发出，若还发汗愈增疮。

病证属阳，误投温药，或当汗不汗，或当下不下，或汗下未解，阳热内燃，蒸溽②外迫，热毒入胃，皆致发斑。盖热必伤血，血热不散，里实表虚，由是热气乘虚出于皮

---

① 一字许：即约四分之一钱。字为衡量名，四字为一钱。许，左右。
② 蒸溽：湿热蕴蒸。溽，湿。

肤，轻则如疹子，重则如锦纹是尔。斑家谨勿发汗，汗之重令哄泄，疮烂又加多也。凡斑略见一二，须早图之，日子稍延，独阳绝阴，不可救药。其发黑斑者，热剧胃烂无及矣。然而斑之方萌，与蚊迹类焉，又不可误用药也。发斑多见于胸腹，蚊迹多在手足之间。关前阳脉洪大，病人昏愦，先红后赤者，斑也。阳脉不洪，病人自静，先红后黄者，蚊也。发斑属阳，阳毒具而阴脉形，或大便自利，或怫郁气短而燥粪久不得通，卢扁①复生，莫能施其巧。

温毒发斑，冬月冒寒，至春间阳气盛则发病，经吐汗下而表未解，毒未消也，黑膏主之。肌肉斑烂，咳而心闷，下利呕吐清汁，下部疮，或口疮，黄连橘皮汤、葛根橘皮汤。

热病发斑，时气发斑，大青四物汤、猪胆鸡子汤。

阳毒曰重阳，发斑有本条。

咽痛者，玄参升麻汤。

发斑通用升麻葛根汤、败毒散、犀角地黄汤。热多者，玄参升麻汤加生姜、乌梅；又黄连一物汤、青木香一物汤可择用。有下证者，少与调胃承气汤。孙兆②用紫雪一剂，《证治论》用白虎加人参汤。

---

① 卢扁：即古代名医扁鹊。因家于卢国，故又名"卢扁"。

② 孙兆：北宋医家，河阳（今河南孟阳）人，著有《伤寒方》《伤寒脉诀》，修订林亿、高保衡等校补的《黄帝内经素问》，名为《重广补注黄帝内经素问》。其父为尚药奉御孙用和，其弟孙奇，皆为当时名医。

发斑汤剂，须以紫草、川芎为佐。血热内结者，与小柴胡汤。

发斑小点稀疏，色常鲜红者，易治。或如锦纹瘾起饼搭者，难治。若初发色红，渐次微黯，良久黯又转甚，面色肌肉鰲晦者，断不可救。初发便如黑痣者，亦然。赤斑五死一生，黑斑十死。凡内外热炽，汗下不解，烦闷咳呕，足冷耳聋，便是发斑之证。

舌白苔

舌苔大热疗应难，利腹疼兮呕恶寒，

懊憹胁坚并中湿，更兼脏结六条看。

病家邪气在表，舌上无苔，自传入里，津液结搏，则舌生白膜，如苔之状，是亦丹田有热也。热初传里，其舌苔滑。热气渐深，其舌苔涩。热聚于胃，舌为之黄。若舌间黑色，则病已深而热已极矣。经云：热病口干舌黑者，不治。盖舌属心，心属火，黑者，肾家贼热所胜，五脏反克，其能生乎？

尺寸脉紧，口中热气而干燥，足冷蜷卧，鼻中涕出，舌上苔滑，勿妄治也。到七八日以来，微热，手足温，为欲解。或七八日以上，反大热者，难治。若腹痛者，必欲利，与理中汤。若恶寒者，必欲呕，与小柴胡汤加人参、栝蒌根。

太阳误下，胃中空虚，客热动膈，懊憹舌苔，栀子豉汤。或阳明证具，其脉浮紧，下之而懊憹舌苔，用药同。

阳明胁下硬满，不大便而呕，舌上白苔，小柴胡汤。

阳明中湿，舌上生苔，以丹田有热，胸中有寒湿也，五苓散主之。

脏结亦属阳明，舌上白苔，有本条。

舌黄者，法当下之。舌黑者，不治。

口燥咽干

口燥阳明背乍寒，人参白虎疗咽干，

少阳专以柴胡治，肾证应须急下安。

脾胃有热，津液涸少，所以口燥舌干。然而口中干燥，汗之将何如？曰：汗之重无津液，其咽干者，尤不可汗也。治法固自有条，或依条用药而口中尚更不和，则当以瘀血推之。盖焦烦漱水，口燥唇干，血证有之矣。

阳明口燥咽干，无大热，背微恶寒，烦渴，白虎加人参汤。渴欲饮水者，用药同。

少阳口燥咽干，小柴胡汤。

少阴口燥咽干而渴者，急下之，用承气汤。

血证口燥唇干，见漱水条。

狐惑咽干，唇疮声哑，有本条。

烦 躁

烦躁来时热气升，阴为阳胜太阳经，

阳明燥粪连脐痛，肾候阳虚阴躁乘。

心主火，肾主水，心热则烦，肾热则躁，此通论也。伤寒烦躁则有阴阳虚盛之别焉。阴虚而阳胜则为烦，阳虚而阴胜则为躁。有先烦而渐加躁者，有先躁而后复烦者。烦，其热之轻；躁，其热之甚也。或邪在表，或邪在里，或阳胜，或阴胜，或火邪，条例不一，当详审而调理之。设若结胸证具而烦躁，吐利四逆而烦躁，下利发热，厥逆而躁，不得眠，恶寒蜷挛，脉不出而躁，此皆不治之证。或者见几而作，声之可乎①？

太阳证烦躁，寸关脉浮数，身热是也。风寒俱盛，其脉浮紧，无汗而烦躁；当汗不汗，其人烦躁，并用大青龙汤。心中悸而烦躁，小建中汤。热六七日，渴欲饮水，五苓散。无热，但狂言烦躁，五苓散，水调服，刺吐之。自汗心烦，小便数，不可与桂枝汤，只用芍药甘草汤。服桂枝后，汗出，烦渴甚，脉洪大，白虎加人参汤。

阳明证烦躁，以多日不大便，有燥粪，故绕脐痛而烦躁也，以承气汤，随轻重用。

少阴证烦躁，尺寸俱沉，厥冷自利是也。心烦不得卧，黄连鸡子汤、黄连阿胶汤。吐利厥逆，烦躁欲死，吴茱萸汤、茯苓四逆汤。下利咽痛，心中烦满，猪肤汤。下利嗽呕，烦渴不得眠，猪苓汤。恶寒而蜷，时时自烦，欲去衣被，大柴胡汤。

---

① 或者……声之可乎：道光本无此10字。

太阳病，以火熏之而不得汗，亦致烦躁。或火熨其背，令人汗出，大热入胃而烦躁，并黑豆煎汤解之。

汗后，烦不得眠，欲水者，少与之。小便不利，与五苓散。

下后，昼烦夜静，不呕，不渴，无表证，脉沉微，干姜附子汤。若兼懊忱，即与栀子豉汤。发汗，若下之，病仍不解而烦躁，茯苓四逆汤。吐汗下后，虚烦，心下痞满，气上冲胸，头眩，经动，身为振摇，茯苓桂枝白术甘草汤。虚烦附入胸满条。

瘥后，胃弱不能胜谷，亦致微烦，减谷则愈，仍与小柴胡汤。

阴极发躁，或阴毒用火熨灸，及投热药以致发躁者，并不可误用凉药，躁甚仍与热剂，用四逆汤、返阴丹。

阴盛隔阳，身冷大躁，欲饮水，不入口，不得睡，脉细沉紧，有本条。

渴

渴为浮脉太阳临，汗是阳明利少阴，

阳毒热多并中暑，其人引饮喜杯深。

热气熏蒸，津液耗少，所以发渴。热邪深浅，条例不同。然是渴者，大抵里有热也。或曰：六经外证，独少阴曰渴，厥阴曰烦，何耶？少阴属肾，主水，热气既深，肾水易竭，安得而不渴？厥阴属肝，心之母也，病主消渴，饮水多而小便少，是其里热已极，子气乘母，于是挟心火以为烦，惟烦则消矣。凡渴证用药，并去半夏，以其性燥而逐水也。若先呕后渴，则为欲解，当与之水。先渴后呕，则为水停心下，属赤茯苓汤，故并述之。

太阳发渴则脉浮，表不解，心下水气，小青龙汤去半夏加栝楼根。服桂枝汤，汗出后，烦渴甚者，白虎加人参汤。小便不利而渴，五苓散。身热恶风，手足温，胁满而渴，小柴胡去半夏加人参、栝楼根。太阳病，无汗而渴，勿用白虎汤，可小柴胡。若得汗后，脉洪大而渴，可少与白虎汤。

风温灼热而渴，栝楼根汤。

阳明发渴则有汗，胁下硬，不大便而呕，舌上白苔，小柴胡去半夏加人参、栝楼根。阳明病，汗多而渴，勿用五苓散，可竹叶汤。若汗少，小便不利，脉浮而渴，与五苓散。一云猪苓汤，然本方内有阿胶、滑石，其性尤利，又当审之。发黄证，头汗出，小便不利，渴引水浆，茵陈汤、茵陈五苓散。

少阴发渴则自利，咳而呕，引水饮，猪苓汤。下利而渴欲饮，白头翁汤。脉微细，欲吐不吐，心烦但寐，小便白，下利而渴，四逆汤。

阳毒大热大渴，黑奴丸主之。

中暑渴者，白虎加人参汤。若渴不已，与酒蒸黄连丸。

渴欲饮水，水入则吐，曰水逆，五苓散。

漱水不咽

漱水阳明衄血时，头疼口燥热生肌，

　　发狂瘀血无寒热，犀角桃仁类例推。

唇燥口干，血证类有之，必欲取水而灌漱也。然漱水而不饮水，何哉？盖渴者易为饮，阳热入里，胃中液干，患不与水耳。惟夫上焦瘀血，下焦蓄血，乘肺发燥，渴证独无，是以漱水而不欲下咽也。漱水条例，惟血证有焉。

阳明身热头疼，口燥漱水不欲入咽，必衄血，脉微者，犀角地黄汤、茅花汤①。

无表证，不寒热，胸腹满，唇燥口干，漱水不咽，小便多，此为瘀血，必发狂，轻者犀角地黄汤、桃仁承气汤，甚者抵当丸，取尽黑物为度。

可与水

可水除烦使胃和，常须少与勿令多，

　　若还不与无由汗，强与还因水致疴。

病非大渴，不可与水。渴不与水，无由作汗，则喘而㽲也。伤寒饮水，是为欲愈之候。若渴者与之过多，或小

---

① 茅花汤：原作"棠花汤"。查《中药大辞典》无"棠花"，只有"棣棠花""棠梨"和"棠梨枝叶"，皆与出血病证无关。本书卷五《衄血》："衄不止，茅花汤。"

渴而强与之饮，腹中热少，一不能消，停饮作害者多矣。曰水结，曰喘悸，曰咳噎，曰呕哕，曰肿满，曰下利，曰小便不利，安有不自水气得之？诊视又当识此。

太阳病，发汗后，大汗出，胃中燥，不得眠，其人欲饮水，当少与之，胃和则愈。

厥阴病，渴欲饮水者，与水则愈。

霍乱，发热，头痛身疼，热多饮水者，与五苓散。

呕吐，病在膈上，后必思水者，与猪苓散①。

水逆证，见呕吐条。

水结证，见头汗出条。

饮水多，水停心下，气上乘心则为悸，水气结于胸胁则为水结胸，胃中虚冷则为呕哕，冷气相搏为噎，上迫于肺则为咳喘，溃入肠中则为下利，邪热所搏，蓄于下焦则为小便不利，小腹满而里急，溢于皮肤则为肿重。

饮水过多者，五苓散导之。

小便自利

小便自利血相干，蜜导阳明肾证寒，
脾约谵言脚挛厥，太阳汗下大便难。

小便自利，非血证则肾虚也。惟血证则小腹结而如

① 猪苓散：原作"猪苓汤"，据《金匮要略方论·呕吐哕下利病脉证并治第十七》"呕吐而病在膈上，后思水者，解，急与之；思水者，猪苓散主之"改。

狂，惟肾与膀胱俱虚则不能约制水液，是二者小便皆自利也。若肾虚而挟热焉，故乍沥乍旋，谓之小便数。

伤寒下焦有热，小腹必满，应小便不利，今反自利者，此血证也，法当下之。又有病在太阳，遍身发黄，其脉沉结，小腹虽坚，而小便不利，此则非血。若或小便自利，其人如狂，血证谛①矣，下之，抵当汤、丸。

阳明自汗，应小便少而反自利者，津液竭也，粪虽硬，但以蜜导，猪胆汁亦可以导。

少阴四逆，小便自利，为虚寒，用四逆汤，或真武汤去茯苓。若小便白，亦是下焦寒，与四逆汤。

小便数，大便硬，此为脾约，脾约丸、麻仁丸主之。张氏云：趺阳脉浮而涩，浮则胃气强，涩则小便数，是为脾约。趺阳，胃脉也。此证消谷引饮，盖胃壮而热矣。

伤寒脉浮，自汗，小便数，若胃不和而谵语，少与调胃承气汤。

太阳自汗，四肢拘急，心烦，微恶寒，脚挛急，小便数，误服桂枝，得之便厥，可与甘草干姜汤、芍药甘草汤。

太阳吐汗下后，小便数，大便因硬，小承气利之。

小便尿血，《证治论》用延胡索散。

遗　溺

遗溺风温戒利肠，腹膨身重合三阳，

---

① 谛（dì 第）：细察，深思。引申为明了。

下焦不摄兼停血，肾绝狂言五证详。

水液之余者，入胞而为小便。胞中虚寒，不能约制水液，加以邪气乘之，故旋溺自遗而不禁也。

风温脉浮，自汗，体重，多眠，鼻鼾，喘息，恬①不欲言。误下则小便不利，直视失溲。

三阳合病，腹满身重，口中不仁，面垢，谵语，遗尿，并不可汗下，少与白虎汤。

膀胱潴水，下焦不摄，则亦遗溺。经云：邪中下焦，阴气为栗，足膝逆冷，便溺妄出，合用四逆汤。

下焦蓄血，小腹结急，小便自利不禁，轻者桃仁承气汤，重则抵当汤、丸。

狂言、直视、遗尿，肾绝，不治。

小便难

小便汗竭胃干空，多汗阳明并戒通，

引饮湿黄须要利，涩难虚热客胞中。

汗自外泄，津液中干，此小便所以不通也。或阴虚而阳凑之，小肠伏热，亦令旋溺赤黄，数且难矣。《素问》曰：阳入阴分，则膀胱热而小便难，其谓是乎。多汗者，以利小便为戒。伏热者，以凉剂行之。若夫中湿发黄，不利小便，非其治也。

---

① 恬（tián 田）：安静，清静。

发汗多，亡津液，胃中干，小便不利，及阳明汗多，小便不利者，并不得利之，小便自利则愈。

引饮过多，下焦有热，小便不利，脉浮者，五苓散；脉沉者，猪苓汤。

中湿发黄家，并与利小便。

小便难者，阴虚而阳凑之，故小便黄，为下焦热，以瞿麦、滑石辈利之，木通散亦可。太阳汗后，漏不止而恶风，四肢急，小便难，桂枝加附子汤。阳明中风，脉浮弦大，身黄，鼻干，气短腹满，潮热时哕，心胁痛，嗜卧，小便难，小柴胡加茯苓。

表有水气，身热而咳，表不解，心下停水，小腹满，小便不利，小青龙汤去麻黄加茯苓。汗下后，发热，头项强痛，无汗，心下满，微泄，小便不利，桂枝汤去桂加茯苓、白术。呕而发热，胸胁满，心下怔忪，小便不利，小柴胡去黄芩加茯苓。少阴病，小便不利，四逆散加茯苓。

瘥后，腰以下有水气，牡蛎泽泻散主之。

大便下利

利惟胆胃负时殂，不渴脾寒渴肾虚，

肠垢鸭溏并湿毒，评言备载古人书。

下利须别阴阳，三阳下利身热，太阴下利手足温，少阴厥阴下利，身凉无热，此大概也。自利不渴，小便色白，脉微清谷，厥冷恶寒，凡此皆寒。渴欲饮水，尿色如常，泄下赤黄，发热后重，凡此皆热。要之，风邪入胃，木来胜土，故大肠暴下，其里虚协热者，下利尤多。或解散，或和解，或攻泄，或温中，或固下焦，或利小便，随证有条，但不容发汗。盖邪气内攻，若外复泄其津液，则胃气转虚，必胀满矣。然则，下利之脉何如？曰：身凉脉小者顺，身热脉大者逆，大则为虚，微弱则自止，滑而数者，是又有宿食也。若夫下利谵语而目直视，下利厥躁而不得眠，下利发热汗不止或厥不止，下利厥冷无脉，灸之，身不温而脉不回，下利日十余行，其脉反实，皆邪拥正气而下脱，五夺①之最急者也，虽有工巧，将焉用哉？

太阳阳明合病，下利，头疼目疼，鼻干，脉浮长，葛根汤。

太阳少阳合病，下利，头疼，胸满，干呕，脉浮弦，黄芩汤，呕者加半夏、生姜。

少阳阳明合病，下利，身热，胸胁满，干呕，往来寒热，脉长大而弦，为负，负者，死。但长大而不弦，为顺。又脉滑而数，则有宿食，小承气汤下之。迟而滑者，亦少下之。

太阴自和②不渴，四逆汤、理中汤、术附汤。

---

① 五夺：《灵枢·五禁》："黄帝曰：何谓五夺？岐伯曰：形肉已夺，是一夺也；大夺血之后，是二夺也；大汗出之后，是三夺也；大泄之后，是四夺也；新产及大血之后，是五夺也。此皆不可泻。"

② 自和：道光本作"自利"，《伤寒论·辨太阴病脉证并治第十》："自利不渴者，属太阴。"作"自利"义胜。

少阴自利必渴，肾虚引水自救，脉微者，白通汤。厥逆无脉，白通猪胆汁汤、通脉四逆汤。若渴而呕嗽，心烦不得眠，猪苓汤。自利清水，色青，心下必痛，口中干燥，此不可温，须下之，用大承气汤。三阴下利，法当用温，若自利清水，心下痛，口干燥，须下之。下利发渴，属少阴固也，然三阳亦有饮水者，乃有热也。

协热利者曰肠垢，脐下必热，便中垢腻赤黄，或饮水，乃热也，黄芩汤、白头翁汤、檗皮汤。此证惟黄芩最妙，凡协热下利通用之。

胃寒利者曰鸭溏，脐下必寒，腹胀满，便中黄白青黑，或清谷，四逆汤、理中汤、白通加附子汤。寒毒下利，面戴阳者，下虚也。

湿毒利者，腹必痛，下脓血如鱼脑，如烂肉汁，桃花汤、地榆散、黄连阿胶汤，或用除湿汤、胃风汤加木香。

下利谵语，有燥屎也，脉不微细，可下之，用小承气汤。

三部脉平，心下硬而下利者，肠胃有积结也，急下之。

下利心下痞者，详见痞条。

阴毒阳毒亦有下利，有本条。

下利身痛，腹满清谷，急救里，用四逆汤。服药后清谷止，但身痛者，急解表，用桂枝汤。

固下焦、利小便方论，见痞条。风邪入胃下利，热则败毒散，冷则不换金正气散，或加干姜、木香。

假如他病肠风失血、崩中漏血之人，继而下利，大肠里急，痛不可忍，虽与巴粉取积，已行疏导，其痛独存者，此非积也，荣血亏少，阳刚胜阴，故尔役①药当以川芎为佐，荣气一调，其痛立止。设或小便不通，五苓散不能作效，当以分心气饮加川芎、麦门冬与之，自然快利。或蕴热血痢，腹中痛甚，疏通涤热，痛未得平，亦当为之调血。

霍　乱

霍乱渴来用五苓，寒多不水理中寻，

　憎寒厥热姜甘附，中暑焦烦腹痛侵。

张氏但称吐利者，非霍乱也。霍乱，邪在中焦，以饮食无节、居处不常得之。夹食伤寒，阴阳乖隔，上吐下利，而躁扰痛闷，是其候尔。偏阳则多热，偏阴则多寒，卒然而来，危甚风烛。许仁则谓：湿霍乱死者少，干霍乱死者多。盖以所伤之物，或因吐利而出泄，泄尽则止，其死少也。夫上不得吐，下不得利，所伤之物拥闭正气，关隔阴阳，烦躁喘胀，其死多也。夫饮食起居，当以此为戒。

霍乱吐利，热多而渴，五苓散。

寒多而不饮水，理中汤、丸。或有寒，腹满而痛，四肢拘急转筋，下利者，剉理中汤，加生附子、官桂。

---

① 役：做。

吐利汗出，发热憎寒，手足厥冷拘急，其脉沉细，四逆汤。

中暑霍乱，烦躁大渴，心腹撮痛，四肢冷，冷汗出，脚转筋，香薷散。《千金》云：转筋者，用理中汤加煅石膏。

汗后霍乱，虽吐利已止，而身痛不休，少与桂枝汤。吐利已止，汗出，四肢厥而拘急，脉微欲绝，通脉四逆加猪胆汤。

霍乱，通用藿香正气散，腹痛加桂，痛甚去藿香加茱萸，小便不利加茯苓，泻而不吐，除湿汤加桂，吐而不泻，除湿汤去苍术，加桂、丁香。

干霍乱，心腹作痛，欲吐不吐，欲下不下，先以盐汤一盏，顿服，候吐出令透，即以剉理中汤倍加橘红与之。凡气痞于中，不吐不泻，害人甚急，可苏合香丸，用枳壳散下，或用藿香正气散加官桂、茯苓，倍加枳壳。大抵风雨寒湿，邪自外入，藿香正气散、除湿汤为要。饮食居处，邪由内发，治中汤主之。其或吐泻不止，面青厥冷者，震灵丹研开，木香、干姜煎汤调下。

大柴胡汤一证云：发热汗出不解，呕吐下利而心中痞者，大柴胡主之。此则非霍乱也。

失　音

失音发痉反张弓，狐惑唇疮哑似聋，
风湿血迷并舌卷，更兼中暑语难通。

言，心声也，而声音道路出于喉嗌，肺亦主之。若风，若痰，若血，若热与夫邪毒之气伏于心窍，或滞于喉间，皆令人失音，或语短而声蹇涩也。《活人书》惟有发痓狐惑条例，风湿而下，诸家之正说附焉。

痓证，口噤，头摇，掣疭，不语，项强背直，腰身反张，有本条。

狐惑即湿䘌也，虫食下部为狐，下唇有疮，其咽干。虫食其脏为惑，上唇有疮，其声哑，有本条。

风湿内有一证，缓弱昏迷，腹满身重，自汗失音，下利不禁，白通汤加白术、甘草。

血证心忪语短，眩冒迷忘，详见吐血、下脓血条。

厥阴舌卷囊缩，毒气入脏，或有不语，此用小承气汤。

伏暑发热汗渴，暑入心包络，亦或不语，此用小柴胡汤。热渴甚者，用竹叶汤。

风缠喉嗌①不语，细辛、皂角末入鼻通关，次用南星略炮，加生姜、紫苏，熟煎与之。

失音亦须调导大小便。

---

① 嗌（yì益）：咽喉。

卷之六

怫郁

怫郁阳蒸聚体肤，便坚为实哕为虚，

二阳并病颜容赤，火迫身黄惕惕如。

怫郁者，阳气蒸越，形见于头面体肤之间，聚赤而不散也。其证则有异焉，大便硬而气短者，实也；汗下后而得哕者，虚也。若虚若实，当详审之。

小便不利，时有微热，大便乍难，怫郁而不得卧，此燥粪里实也，承气汤主之。

吐下后极虚而汗之，其人怫郁，复与之水，以发其汗，因而得哕，此胃中寒也，桂枝人参汤加茯苓。

太阳初得病，发汗不彻①，并归阳明，续自微汗，面色赤者，阳气怫郁也，解肌汤主之。或汗又不彻，其脉紧涩，与麻黄汤。

阳脉浮，阴脉濡弱，妄以火熏熨，欲令汗出，客热得火，内则惊惕，外则怫郁蒸肌，身目发黄，小柴胡汤加黑豆与之。

---

① 彻：诸本并作"撤"。《伤寒论·辨太阳病脉证并治第六》作"若发汗不彻不足言，阳气怫郁不得越……"，故作"彻"是。

冒　眩

冒因虚极有寒伤，头痛胸坚属二阳，

吐汗下余苓桂术，脉沉自利理中汤。

冒者，蒙冒之谓。眩者，眩运之谓。上虚则眩，诸虚极而乘寒则冒，二者皆相似，眩其轻而冒其重也。妇人新产，血虚挟寒，必冒，冒家自汗则愈。若少阴病，下利止而头眩，时时自冒者，此虚极而脱也。其与诸逆发汗，剧者言乱目眩，设遇岐扁，其能起之乎？

太阳少阳并病，头项强痛，或眩冒，胸中痞硬，刺太颠①，戒不得发汗。少阳本证亦有目眩，见本条。

阳明伤风头眩，见发黄条。

吐汗下后，虚烦，脉微或沉紧，心下痞，胁下痛，气冲胸喉，眩冒身摇，筋脉动惕，久而成痿，茯苓桂枝白术甘草汤。

脉沉迟，面微赤，身微热，下利清谷者，必郁冒汗出，证属少阴，理中汤、甘草干姜汤、四逆汤，随轻重用。

太阳病，若下之不愈，因复发汗，以此表里俱虚，其

---

① 太颠（chuí垂）：指脊椎骨。道光本作"大椎"。据《伤寒论·辨太阳病脉证并治第七》"太阳与少阳并病，头项强痛，或眩冒，时如结胸，心下痞硬者，当刺大椎第一间，肺俞、肝俞，慎不可发汗，发汗则谵语，脉弦。五日谵语不止，当刺期门"，作"大椎"义胜。

人必冒，冒家汗自出而愈。

又痰饮眩冒厥逆，少与《易简》三生饮。感湿，头重眩晕，芎术除眩汤。

《金匮》曰：产妇亡血复汗，寒多，故冒①。又曰：产妇厥冒，其脉微弱，不能食，大便坚。盖血虚则厥，厥而必冒，皆是虚寒。

心动悸

心悸三阳证自详，粪坚谵语胃调汤，

冒旋②甘桂睏真武，小建中兼炙草方。

动悸多生于停水，或阳气尚弱，心下虚空，正气内动致之；或汗下以后，正气内虚，邪气与之击搏而然也。此盖心悸而气动，其与惊惕不同焉。

太阳病，小便利者，以饮水多，故心下悸。小便少者，心膀胱里急也，并用五苓散、小半夏茯苓汤主之。

阳明病，壮热往来，心下悸，小便不利，心烦喜呕，小柴胡汤。伤风往来寒热，或心下悸，小柴胡汤。

少阳病，脉弦细，头痛发热，误汗之必谵语，转属胃，胃和则愈，胃不和则烦悸而大便硬，属调胃承气汤。然调胃承气汤太峻，《证治论》只用小柴胡汤，粪硬者，

---

① 产妇之血复汗……故冒：《金匮要略方论·妇人产后病脉证治第二十一》作"亡血复汗，寒多，故令郁冒"。

② 冒旋：即眩晕。"旋"同"眩"。

可加大黄。烦躁者，可入芒消些少。凡调胃承气证，以此法代之，尤为稳当。

太阳发汗过多，其人叉手自旋冒①，心下悸，欲得按者，桂枝甘草汤。

太阳病，发汗不解，仍发热，心下悸，头眩，肌体眴动，振振欲擗地者，真武汤主之，或理中汤加茯苓。

伤寒二三日，心中悸而烦，与小建中汤。经云：先烦而后悸者为热，先悸而后烦者为虚，惟虚则小建中主之。

少阳病，耳聋目赤，胸满而烦，妄加吐下则悸而惊，可与小建中汤。如有热证，即以小柴胡继之。

伤寒脉结代，心动悸，炙甘草汤。

少阴四逆证，其人或悸，以四逆散加桂主之。

心下水气，厥而悸，当先治水，茯苓甘草汤，然后治厥，有本条。不然，水入胃，必下利也。

伤寒多因吐下，或火熏，或温针，以致惊惕。

太阳病，若下之，胸满烦惊，小便不利，评语，身重，难以转侧，用柴胡牡蛎龙骨汤，不可发汗。风温妄用火熏，以致发黄，剧则如惊痫，时时瘛疭，此为逆也，《金匮》风引汤。

---

① 旋冒：原作"旋冒"，道光本作"冒心"，据《伤寒论·辨太阳病脉证并治第六》"发汗过多，其人叉手自冒心，心下悸，欲得按者，桂枝甘草汤主之"，作"冒心"义胜。

发 狂

发狂面赤属重阳，葶苈升麻及大黄，

血证身黄仍漱水，尿多承气地黄汤。

阴邪并于阴则癫，阳邪并于阳则狂。伤寒热毒在胃，并入于心，遂使神志昏乱，言动急速而发狂也。狂之发作，少卧不饥，妄语妄笑，妄倨妄辩，妄起妄行，弃衣而走，登高而歌，甚则踰垣上屋，皆独阳亢热使之，非吐下不能止。亦有当汗不汗，瘀热在里，下焦蓄血而如狂者，小便必利，特如狂而未至于狂耳。其或熏熨迫汗，灼艾烧针，令人烦躁，卧起不安，则谓之火邪惊狂。凡是数者，各有条例。若夫狂言直视，旋溺自遗，其与汗后热多脉躁，狂言不食，智者寒心焉。

重阳即阳毒，脉实数，狂走错语，烦躁干呕，面赤咽痛，潮热发斑，葶苈苦酒汤、阳毒升麻汤、栀子仁汤、三黄汤、大黄散、升麻葛根汤加大黄。狂走者，水调瓜蒂末吐痰，瓜蒂散亦可吐。

血证如狂，脉微而沉①，身黄，唇燥漱水不欲下咽，无寒热，小腹硬满，小便利，大便微利而黑，轻者犀角地黄汤，重者桃仁承气汤或抵当丸，取尽黑物为效。张云：太阳病不解，热结膀胱，其人如狂，而血自下，下者愈。

---

① 沉：原作"况"，据四库本改。

若外不解，可与桂枝汤。外已解，但小腹结急，乃以桃仁承气汤攻之。大抵伤寒当汗不汗，热蓄在里，热化为血，故喜忘如狂。

阳狂，寒水石、黄连末各一钱，冷水调下，皆效。发斑妄语，未可下者，龙胆草一物汤。

火邪惊狂者，医家以火熏熨迫汗及烧针灼艾而然也。其人亡阳，烦躁，卧起不安，《金匮》风引汤、柴胡加龙骨牡蛎汤、桂枝甘草龙骨牡蛎汤①。

又火劫，腹满微喘，口干咽烂，或不大便，谵语，用小柴胡汤、黑豆解火邪汤。

直　视

直视无神不转睛，衄兼少血汗犹轻，

遗尿喘泄摇头证，脉涩循衣并卒倾。

水之精为志，火之精为神，五脏六腑之精皆上注于目。病人邪气极盛，冒其正气，遂使神志不慧，目不转睛而为之直视。伤寒至于直视，证候最逆，不救者多。亦有反目倒窜，眼睛上腾，此则肾绝，虽昌阳引年②，亦不及新矣。

---

①　桂枝甘草……牡蛎汤：桂枝甘草龙骨牡蛎汤后原有"柴胡加龙骨牡蛎汤"，与前文重复，当为衍文，据道光本删。

②　昌阳引年：此泛指用药物来延长寿命。昌阳，指菖蒲；引年，即延长年寿。

衄血不可汗，汗之则额上陷脉紧急，直视不能瞬①，不得眠。

少血者，肝气虚，目力弱，若又发汗亡阳，则阴阳俱虚，必至直视。二者虽逆，犹未甚也。

狂言遗尿，反目直视，肾绝，不治。

直视谵语喘满者，不治；下利者，亦不治。

摇头直视，形如烟熏，心绝，不治。

循衣摸床，惕惕不安，微喘直视，日晡潮热，下之后，脉弦者生，脉涩者不治。弦为阳，涩为阴，是阳病见阴脉，邪盛而正脱也。

无表里证，目中不了了，睛不和，大便难，身微热，此非直视，盖内实也，小承气汤、大柴胡汤。

谵　语

谵言脉数郑声虚，胃实身和热有无，

下利湿温并血证，三阳合病各殊途。

实则谵语，虚则郑声。经曰：邪气盛则实，精气夺则虚。伤寒胃中热盛，上乘于心，心为热冒则神识昏迷，呢喃谵妄，此邪气盛而语言差也。若汗后，若病久，本音失而正气亏，则郑重语散，不知高下，此精气夺而声不正也。谵语为热，独语亦热，若狂语则其热加多，至于言乱

---

①　瞬：目动，眨眼。

恶骂，又剧甚而难制矣。大抵大热入胃，水涸粪燥，必发谵语。当下误汗，当汗过多，亦发谵语。谵语属阳，见阴证者逆。谵语喘满，气逆而上奔也。谵语下利，气脱而下夺也。真气离绝，谓之何哉？

谵语为实，脉洪数，大便秘，小便赤，手足温，少与调胃承气汤。阳实谵语，脉短促者不治，若逆冷而脉沉细者即死。

郑声为虚，脉微细，大小便自利，手足冷，用白通汤。

胃实谵语，身热汗多，胃中燥，大便硬，或潮热，少与调胃承气汤，大小承气汤酌量用。

身和谵语，以发汗多亡阳，津液不和致之，不可下，只与柴胡桂枝汤。

下利谵语，为有燥屎，脉不微细，即须下之，用小承气汤。谵语而利不止，则不治。又汗出谵语者，风也，须俟其过经，乃下之。

湿温苦妄言，证有本条。

瘀血谵语狂言，漱水，大便黑，小便多，遍身黄，小腹满，缘当汗不汗，蓄热在里，热化为血故尔，轻者犀角地黄汤，重者桃仁承气汤、抵当丸。

热入血室，谵语，昼①静夜谵，如见鬼状，速与小柴胡汤。稍迟则热入胃，津液燥，中焦上焦不荣，必为血结

---

① 昼：原作"畫"，形近而误，据道光本及文义改。

胸，当针期门。或脉迟身凉无热，胸满如结胸状，亦刺期门。若血热犯于胃气，小腹急满，小便自利，喜忘如狂，昼夜谵语，抵当丸主之。

三阳合病，谵语，脉滑实，身重，难以转侧，口中不仁，面垢，遗尿，不可汗下，少与白虎汤。

发少阳汗则谵语，经云：汗之则谵语甚，谓有少阳也；下之则额上汗，手足逆冷，谓下之早也。

太阳病八九日，下之，胸满烦惊，小便不利，谵语，身重不可转侧，柴胡龙骨牡蛎汤。

发汗多亡阳，谵语，不可下，柴胡桂枝汤主之。

火劫谵语，口干烦躁喘满，小柴胡加黑豆。

摇　头

摇头直视似烟熏，真病心家已绝根，

痉①证反张并口噤，头中痛者战而言。

头者诸阳之会，阳脉有乖则头为之摇动。然有心绝而摇头者，有风盛而摇头者，有里痛而摇头者，形证皆不类焉。盖阴根于阳，阳根于阴，阴阳互根，气血所以周流而无间。若心绝则神去而阴竭，阳独无根，不能自主，是以头摇。经法谓：阳反独留，形体如烟熏，直视摇头者，此也。至于太阳发痉，则风盛于上，风主乎动，是以头摇。

---

① 痉：原作"痓"，据道光本改。

经所谓：独摇头，卒口噤，项背反张者，此也。言而摇头者，头中有痛，言则痛甚，痛则必摇。经所谓：摇头言者，里痛也。又谓：言者为虚，不言者为实，是也。合是言之，均是摇头耳，析而分之，曰实邪，曰虚邪，曰真病，又当明其臧否①云。

摇头直视，形如烟熏，心家绝也，真病不治。

太阳发痉，摇头噤口，项②背反张，身热足冷，有本条。

摇头言者，其里有痛，言者虚也，可与如圣饼、《易简》芎辛汤。

战　栗

战动于身栗动心，正邪胜负两般寻，

振振汗出将痊愈，鼓颔虚寒病已深。

战栗皆阴阳之争，战者身为之摇也，栗者心战而惕③也。邪气外与正气争则为战，邪气内与正气争则为栗。战者正气胜，栗者邪气胜。战则欲愈，栗其已甚乎。

振振汗解者，盖邪气欲出，其人不虚，故邪与正争，发为振战，正气胜则得汗而解矣。

伤寒六七日欲愈，必振振汗出而解，其有身不战而但

鼓颔心栗者，遂成寒逆，此阴气内盛，正气内虚，不能胜邪，反为邪所胜，当以四逆汤、姜附汤并御文^①御之，理至明矣。经云：阴中于邪，心内栗也。又云：邪中下焦，阴气为栗，足胫逆冷，便溺妄出。此合用四逆汤、姜附汤，仍与养正丹。

瘛疭

瘛为引缩疭为伸，热极风生并在经，
涤热祛风犹可望，火熏发表定归冥。

瘛则急而缩，疭则缓而伸。病躯瘛疭，热气极矣，热极生风，风主乎动，故筋脉相引而伸缩不宁。伤寒至于瘛疭，疾势过甚，诊视调理，难乎？否乎？《内经》曰：太阳终者，戴眼反折，瘛疭，汗出不流。瘛疭之为绝证也如此。

瘛疭最难疗理，能用涤热祛风之剂以折其热，间有可活之者。涤热如柴胡、山栀辈，祛风如防风、羌活辈是也。

风温妄以火熏，必然发黄，剧则状如惊痫，时瘛疭。经云：一逆尚引日，再逆促命期。设或为医所误，只得与《金匮》风引汤，火邪用黑豆解。

---

① 御文：道光本作"葱艾"，义胜。

筋惕身瞤

筋惕身瞤发汗多，酌量真武更无过，

左边动气如轻汗，此证难医奈命何。

发汗过多，津液涸少，阳气偏虚，筋肉失其所养，故惕惕瞤瞤而跳动也。张氏特设真武汤以救之，然本方不特温经助阳而已，其间术、苓、姜、附皆于胃气有关焉。《素问》云：脾中风则肌肉瞤。盖脾主肌肉，胃为津液之海，是虽过汗，法当温经助阳，又不可不以胃气为本也。虽然经吐下而复汗，汗下而复烧针，得之尤甚，逆也。经曰：伤寒吐下后发汗，脉微，心胁痞痛，虚烦，眩冒，气上冲咽，筋脉动惕者，久而成痿。又曰：太阳汗后复下，表里俱虚，更加烧针，因胸烦面黄肤瞤者，难治。以至汗出如油，口噤肉战，呻吟喘促者，不治。然则吐汗下可轻乎？

阳气之柔者养筋，发汗过多，病躯无阳，筋必战动。或虚人微取汗，或伤风自汗妄用大青龙汤，便有厥逆筋惕肉瞤之证，俱属真武汤。羸甚者，去芍药。有热证者，去附子，尤在酌量用之。

应发汗证，而腹中左右上下有动气者，并不可汗，若汗之，即筋惕身瞤。其左边动气者，尤不可汗，发汗则头眩，汗不止，筋惕肉瞤，其候最逆。且先服防风白术牡蛎散，次服小建中汤，十救一二。

太阳病，发汗不解，发热，心悸，头眩，身瞤欲擗地，真武汤。

吐下后，心下逆满，气上冲胸，起则头眩，脉沉紧，身振摇者，茯苓桂枝白术甘草汤，久而成痿者通用。若心下满痞，兼与枳梗汤加茯苓、甘草。

不 仁

不仁口腹及肤皮，痛痒寒温总不知，

正气重为邪气伏，荣虚卫弱厥如尸。

经曰：诸邪乘寒则为厥，郁冒不仁[1]。盖其血气亏少，不能周流于一身，于是正气为邪气所伏，故肢体顽痹，不知痛痒寒温，厥如尸而郁且冒也。苟其不仁，脉或浮洪，发喘无已，水浆不下，汗出如油，是气绝于命门，束手待尽而已。

甘草干姜汤、桂枝芍药汤[2]加干姜，或桂枝麻黄各半汤，以意度用。

少阴脉不至，肾气微，精血少，寒气上奔，血结心下，阳气退下，热归阴股，与阴相动，令其身不仁，是为尸厥。

---

① 诸邪……郁冒不仁：《伤寒论·平脉法》作"诸寒乘者则为厥，郁冒不仁"。

② 桂枝芍药汤：《太平圣惠方·卷八》即淳化本《伤寒论》桂枝芍药汤药物包括：桂枝、赤芍药、人参、甘草、生姜、大枣。与《伤寒论》"桂枝加芍药生姜各一两人参三两新加汤"药物相同。

不得眠

不眠肾证利而烦，大汗膀胱胃里干，

吐汗下余烦懊恼，热多热少数般看。

《素问》云：胃不和则卧不安。所以不和者，津液干焦，热邪烦躁，阳独盛而阴偏虚故尔。盖夜以阴为主，阴气盛则目闭而卧安，惟夫阴为阳所胜，故终夜烦扰而不得宁，所谓阴虚则夜争者，此也。若阳虚而阴胜焉，又有夜静昼烦之证耳。

少阴下利而渴，不得眠，猪苓汤，此停水也。若二三日以上，心烦不得眠，黄连阿胶汤主之。

太阳发汗多，或大汗出，胃中干，躁烦不得眠，欲饮水者，少与之，胃和即愈；若脉浮，小便不利而渴，五苓散。

吐汗下后，心中懊恼，虚烦颠倒不得眠，栀子豉汤，或酸枣汤①。

大热干呕，呻吟错语不得眠，黄连解毒汤。凡阳毒热病，皆不得眠。

下后发汗，无大热，脉沉微，不呕渴，无表证，夜静昼烦而不得眠，干姜附子汤。

阳胜阴则狂眠乱梦，用栀子豉汤；阴胜阳则惊悸昏

---

① 酸枣汤：即《金匮要略方论》酸枣仁汤。

沉，用酸枣汤。

瘥后不得眠者，热气与诸阳相并，阴气未复故也，栀子乌梅汤，或《易简》温胆汤加竹茹，此可通用。

多　眠

多眠神思苦沉昏，自汗风温默默然，

狐惑唇疮沉细肾，太阳浮细亦痴眠。

阴邪胜阳，人多昏默，昏昏闭目者，阴司阖也；默默不言者，阴主静也。多眠四证，二者病在经。若太阳恶寒，其脉浮细，是阳气未尽复也。若狐惑淹沉，素得之下利，则其亡阳可知矣。此所以为阴胜欤。

风温证，尺寸俱浮，自汗喘息，体重不收，默默欲眠，不可发①汗，可萎蕤汤，病在少阴厥阴二经。

狐惑证，四肢沉重，咽干②声哑，上下唇疮，害人甚急，有本条。

少阴证，尺寸俱沉细，但欲寐，急与四逆汤复其阳气。又少阴欲吐不吐，烦而多寐，五六日自利而渴，张氏无治法，若小便白者，可用四逆汤。张氏又云：少阴病，脉微细沉，多寐，汗出不烦，欲吐。若变证，五六日，自利烦躁，反不得寐者，死。少阴证变，难辨难治，贵在审详。

---

① 发：原无，据明本补。

② 干：原无，据明本补。

太阳证，头项痛，恶寒，嗜卧，脉浮细，或胸胁满者，小柴胡汤。脉但浮，麻黄汤。

胃伤风，发黄，嗜卧，有本条。

瘥后昏沉

瘥后昏沉似怪妖，或时寒热或时潮，

语言错谬精神少，毒在心胞汗未消。

伤寒瘥后，半月以来，终不惺惺，错语少神，或无寒热，或寒热似疟，或潮热颊赤，医以风魅治之，非也，是由发汗不尽，余毒在心胞络间致之。

瘥后昏沉不惺，知母麻黄汤再取微汗。

瘥后劳复、食复，见下后有热条。

瘥后胃脘余热，虚烦而呕，竹叶汤加生姜。

瘥后喜唾不已，膈上有寒，理中丸。

瘥后从腰以下有水气，牡蛎泽泻散。

瘥后日暮微烦，以其病方瘥，强与谷食而不消也，节饮食则愈。

饮酒复

饮酒还教病复来，闷烦口燥舌生苔，

妄言不寐仍干呕，解毒黄连汤妙哉。

极阴变阳，寒盛生热。古人以伤寒为大病，大病之后，可与酒乎？有劳复而发热者，有食复而发热者。饮酒致剧，其热尤甚于劳食复也。

伤寒已得汗解，因饮酒而复剧，烦闷口燥，干呕，呻吟妄语不得睡，黄连解毒汤，龙胆草煎汤，或橘皮为佐。

寻衣摸空

寻衣妄语热晡潮，下后阳弦病有瘳，

脉涩为阴终不救，发黄须要小便流。

华佗云：病人手循衣缝，不治。间有一二活者，幸也。

吐下后不解，多日不大便，日晡潮热，不恶寒，独语如见怪。剧者不识人，循衣撮空，怵惕不安，微喘直视，微者但发热谵语，并用大承气汤下之。若得大便后，脉弦者生，脉涩者死。弦为阳，涩为阴，是阳病见阴脉也。

太阳病，用火熏之，以致发黄，阳盛则欲衄，阴虚小便难，阴阳俱虚，身体枯燥，头汗及颈，口干咽烂，腹满微喘，或不大便，谵语，甚者呕哕，循衣摸床。此证小便利则可治。

百 合

百合昏如祟物厌，或时喜食或时嫌，

似寒不冷热无热，欲步难行卧不恬。

百合者，百脉一宗，举皆受病，无所谓经络传次也，皆因伤寒虚劳，大病之后，脏腑不平，变而成此。其状似寒无寒，似热无热，意中欲食，复不能食，默默欲卧，复不得卧，强欲出行，复不能行，崇朝①口苦，小便赤黄，药入即吐利也。《病源》所载证状一同，其脉微数，每尿则头痛者，六十日愈；若尿不头痛，但淅淅如寒者，四十日愈；若尿则快然而但眩者，二十日愈。

百合知母汤、百合地黄汤、滑石代赭汤、鸡子汤②、百合洗方选用之。

脏　结

　　脏结无阳舌白苔，阴筋急痛引脐来，

　　虽然饮食全如故，下利频频不可回。

脏结者，脏气闭结而不复流布也。一息不运机缄穷，一毫不续穿壤判，脏其可结乎？外证有如结胸，但饮食如故、时时下利为异耳。其脉寸浮关沉细而紧，无阳，舌苔，阴筋引脐腹俱痛是也。病人胁下宿有痞气，连于脐傍，痛引小腹而入阴筋者，亦名脏结。于此而图其痊济，岂不难矣哉？

脏结无阳证，不往来寒热，或寒而不热，其人反静，舌白苔者，皆不可下也。盖其邪未全成热，犹带表寒，可刺关元穴，仍与小柴胡汤加生姜。

---

①　崇朝（chóngzhāo 虫招）：终朝，一个早晨。

②　鸡子汤：即《金匮要略方论》百合鸡子汤。

两　感

两感膀胱对少阴，头疼口燥大而沉，

胃脾肝胆二三日，脉证双传准例寻。

伤寒惟两感不治。两感者，半属于阴，半属于阳，脏腑俱受病也。一日太阳少阴俱病，则头疼、口干，烦满而渴，脉大而沉。二日阳明太阴俱病，则身热、鼻干、谵语，腹满不食，脉长而①沉。三日少阳厥阴俱病，则耳聋囊缩，厥冷，水浆不入，脉弦而沉。或三日而僵，或六日而仆。张氏无治法，但曰两感病俱作，治有先后，发表攻里，本自不同。双钟②以意消息，谓如下利不止，身体疼痛，急先救其里，与四逆汤。如不下利，但身体疼痛，急先救其表，与桂枝汤。此为治有先后，其达权识变之论也。谢复古③释张氏治有先后之说，亦以为阳先受病在乎表，则先解表；阴先受病在乎里，则先救里，是亦一意。然先表者，里不可缓；先里者，表亦不可缓也欤。

蛔厥狐惑

蛔厥乌梅及理中，脏寒胃冷吐长虫，

---

① 而：原无，据明本补。

② 双钟：李知先，字符象，号双钟处士。南宋医家，对《伤寒论》颇有研究，尝以歌括形式论述《南阳活人书》，有《南阳活人书括》传世。

③ 谢复古：宋代医家，于伤寒病证治颇有研究，撰有《难经注》。

咽干声哑名狐惑，湿䘌唇疮限数终。

蛔厥证属厥阴，病家有寒，妄发其汗，或汗后身热，又复汗之，以致胃中虚冷，故长虫逆上，饥不欲食，食即吐虫。其乍静乍烦者，虫或上而或止也。虫闻食臭必出，所以食则吐虫也。张氏有言：厥阴为病，消渴，气上冲心，饥不欲食，食则吐蛔。吐蛔既出于胃冷①，复有消渴之证，何哉？盖热在上焦，而中焦下焦虚寒无热耳。设或大便硬结，是亦蕴毒使然，又不可指为燥粪，但用生料理中汤加大黄，入蜜以利之，白术、干姜所以辅大黄也。

治法先服理中丸，次用乌梅丸。若误下之，利不止，则用四逆汤。又法理中丸加茯苓、枳壳、乌梅，渴者加栝蒌根。

狐惑与湿䘌，皆虫证也，状如伤寒，多因伤寒下利变坏成之。盖腹中有热，入食无多，肠胃空虚，故三虫求食而食人之五脏也。其候四肢沉重，并恶饮食，默默欲眠，目不能闭，舌白齿晦，面目间赤白黑色，变易不常。虫食下部为狐，下唇有疮，其咽干。虫食其脏为惑，上唇有疮，其声哑。湿䘌条例，是虽调理有方，此越人所以望而惊也。

治䘌桃仁汤、黄连犀角汤②、雄黄锐散③，备用而已。

---

① 胃冷：原作"胃令"，据前文"脏寒胃冷吐长虫"及《类证活人书·卷二十》"胃冷虫动"改。

② 黄连犀角汤：原作"黄连军角汤"，据道光本及《类证活人书》改。

③ 雄黄锐（xiàn 现）散：疑为"雄黄散"。锐为小矛、小凿之意，引申为将雄黄研末为散。

金液丹方，状治湿蟹，盖硫黄能杀腹中诸虫，无阳者与之。

阴阳易、阴阳交

阳易阴根肿痛深，腹连腰胯痛为阴，

温家脉躁重生热，阴与阳交汗莫禁。

男子阳易，妇人阴易，病新瘥而动淫欲也，一名女劳复，感于情者亦然。其候身重气乏，小①腹绞痛，头不能举，足不能立，四肢拘急，百节解散，眼中生花，热上冲胸。在男子则阴肿入里，腹内攻刺。在妇人则里急腰肿，引腹俱疼。若手足拳挛，其脉离经，皆不可活。或荣卫虚，精髓竭，翕翕②少气，着席不能动摇者，引岁月死。吁！内伤六气，外伤七情③，其为害若是欤。

损脉离经，一呼一至，是为不足。至脉离经，一呼三至，是为有余。烧裈散、鼠妇鼠粪汤、竹皮汤、干姜汤、青竹茹汤、当归白术汤，以意择用。

阴阳交者，温病不得发汗，若汗之，复生大热，狂言不食，其脉躁疾是也，大抵不治。若脉浮数，则表证犹在，可再汗之。若脉沉实，或狂语，则为胃实阳盛，又当下之。发汗后复热者，通用此例。

再汗用桂枝汤。

---

① 小：原作"卜"，据道光本改。
② 翕翕：少气貌。
③ 内伤六气外伤七情：疑当作"内伤七情，外伤六气"。

再下用承气汤。

阴毒阳毒

阴毒身如击扑然，疾沉汗渴痛脐咽，
　　身斑面赤多烦躁，阳毒狂言洪数弦。

阴气独盛，阳气暴绝，则为阴毒，身冷有汗，其脉沉细而疾是也沉而右疾者非。有初病遽然而成者，有服药数日变而成者，盖以肾气极损，生冷伤脾，内已伏阴，外又感寒致之。或先感外寒，而后伏阴于内，内外皆阴，阳气不守故尔。阳气独盛，阴气暴绝，则为阳毒，身热无汗，其脉弦洪促数是也。有初病遽然而成者，有已经吐下变而成者，盖以酒面过度，丹砂僭①燥，肠胃极热致之。或病证属阳，误投温药，助热为邪，内外皆阳，阴气不守故尔。阴阳二毒，皆有头疼微利之证，抑阴用热，抑阳用寒，固有条例。然此二毒随气逆上，结伏于胸中，皆令人心下痛硬，非常法所能通也，当急作规摹②以泄之。阴毒泄则阳气复，阳毒泄则阴气复，阴阳升降，荣卫流行，自然大汗而解矣。若心下已结，延至六七日间，断不可活。外证治法详于后篇。

阴毒外证，面目唇爪青黑，口开气短，咽喉不利，手足厥冷，身不甚热，痛重如打扑，或数栗而寒，头目俱

---

① 僭（jiàn 见）：原作"僭"，据道光本改。僭，过分，超过。
② 规摹：规划，筹谋，计划。

疼，腰重背强，毒气攻心，心下坚闷，腹中绞痛，外肾①并脐下冷硬，额上及手背间冷汗不止，呕吐下利，燥渴，阴极发躁，精神恍惚，言语醒醒，声音郑重，舌上黑色。阴病回阳，服药未透，亦须外借火气，但勿迫�②也。生姜、良姜能解散寒邪，发越阳气，亦要药也。

阴毒沉细而疾，身冷有汗，阴毒甘草汤、白术散、附子散、正阳散、肉桂散、回阳丹、返阴丹、天雄散、正元散、退阴散、金液丹可选用之，令阳气复而大汗解矣。

阴毒已深，则灸气海、关元二穴，以手足和为效，仍以前项药济之。若六脉附骨，疾势困甚者，脐中用先艾后葱法，方诀详具于后。凡治阴毒，得阳气乍复者，皆生烦躁，切勿误投凉药，躁甚，与返阴丹辈。

阳毒外证，身量③大热，面目俱赤，无汗头疼，腰背四肢疼痛，发斑如锦纹，心下结闷，烦躁，咽痛喘粗，唾吐脓血，下利赤黄，小便亦赤黄，错语惊狂或走，甚者舌卷而焦黑，鼻如烟煤。

阳毒弦洪促数，身热无汗，阳毒升麻汤、葶苈苦酒汤即米醋、大黄汤、栀子仁汤、黑奴丸、太乙牛黄膏，用竹叶汤调下，或研生地龙大者三条，入生姜汁、薄荷汁、生蜜、脑子各少许，新汲水调，灌下，可选用之，令阴气复

---

① 外肾：睾丸。

② 熻（xié 协）：烤。

③ 量：道光本作"体"。

而大汗解矣。阳毒大热烦渴，评语，赤斑，衄血不止，白虎汤，一服效。

阳毒已深，脉洪大，内外结热，舌卷黑，鼻中如烟煤，用新汲水浸湿布数重，搭于胸上，续又换新水浸布渍冷，热势才减，即已之，详法于后。

太师陈北山方诀治阴毒，心下结伏，按之极痛，大小便秘涩，累日用药不下，但出气稍暖，亦可疗治。急取巴豆肉十粒，研烂，入面一钱许，捻作一饼，坚实，安顿脐心，立小艾柱，灸五七壮，觉腹中鸣，良久自通利。其次用葱白一束，紧扎，切作数饼，灸令温热，贴于脐下，以熨斗火熨其上，续又易之。渐觉体温，即以五积散二钱，附子末一钱，姜七片，枣二枚，盐少许，水大盏，煎七分，温服，连并二三剂，即汗出而瘥。又法：以大蒜一枚，捣研，捏作饼子，灸热，置于脐心，灸十壮，大小便即通。

治阳毒累经药下不通，结胸坚硬，按之极痛，或稍通而复再结，喘促极热，大躁狂乱，即取大活地龙四条，洗净，砂盆内研如泥，入生姜自然汁少许，蜜一匙，薄荷汁少许，新汲水小盏调和，徐徐灌尽，渐次凉快。若热炽者，加脑子少许。如未效，再作一剂，自然汗出而解。或用竹叶汤调太乙牛黄丸①灌下，二毒灌药少顷，以手揉其心膈，即得药下。

---

① 太乙牛黄丸：疑与上文"太乙牛黄膏"同。

《本事方》灸结胸，巴豆肉七粒，黄连七寸，捣细，津唾调膏，安于脐心，艾灸其上，不拘壮数，以腹中有声为效。灸毕，即以汤蘸软帛拭之，恐成疮烂。此方与《集验》① 神功散一同。阴阳二毒，但有微气者，皆可灸，脐间有声，即得汗解。

尚药孙用和破结丹治阴阳伏逆，变为结胸，五六日大便结，攻之不及，达之不可，以此主之。用锦辰砂②、银③、青礞石、比亭脂④、肉豆蔻、木香、官桂、牵牛、生黑附炮、巴豆肉不去油，各半两，轻粉半分，麝半钱，金五箔，右件将法醋半升，入朱砂、附子、牵牛三末，熬成膏，次入余药，打和得所⑤，丸如皂子大，轻粉衣，每二丸，蜜汤调下。

阳证似阴、阴证似阳

阳证如阴冷四肢，滑沉尿赤大便稀⑥，

面红烦躁身微热，阴证如阳沉更微。

阴极发躁，热极发厥，物极则反也。重阳必阴，重阴

---

① 集验：即《集验背疽方》，宋代李迅编著。

② 锦辰砂：即朱砂，《本草纲目·石部第九卷·金石之三》载："丹砂以辰、锦者为最。"辰即辰州，今属湖南省；锦即锦江，在今贵州省东部。

③ 银：即水银。

④ 比亭脂：《普济方·卷一百三十五·伤寒门》作"北亭脂"。疑作"石亭脂"，硫黄一名石亭脂。

⑤ 得所：适当，适宜。

⑥ 稀：据下文，当作"秘"。

必阳，寒暑之变也。四肢冷，小便赤，大便秘，或粪色黑，眼开言动，脉沉而滑，谓之阳证似阴。面赤烦躁，身有微热，眼闭谷热①，脉沉而微，谓之阴证似阳。欲知的定②，当推原反本，察色听声，辨以六经，参以外证，徐徐焉据脉验之，数热迟寒，阴阳别矣。

阳之体轻，阴之体重。阴家脉重，阳家脉轻。

阳盛旦静，阴盛夜宁。阳虚暮乱，阴虚夜争。

阳证似阴，白虎汤。热极生寒，则四肢逆冷，水③或用承气汤。

阴证似阳，四逆汤加葱白主之。阴盛则躁，下虚则面赤，衰寒④则身微热也。

阴盛隔阳

阴盛隔阳，脉细沉疾，身冷，大烦躁，嗜卧泥水之中，欲饮水而不欲入口者是，饮水者非，可服霹雳散、火焰散⑤，丹砂丸亦效。孙用和以半两黑附子一枚，烧存性，

① 眼闭谷热：道光本作"眼闭足不热"，《普济方·卷一百三十五·伤寒门阳毒附论》作"眼闭发热"。作"眼闭发热"义胜。

② 的定：必定，确定。

③ 水：《类证活人书·卷四》"问手足逆冷而大便秘小便赤或大便黑色脉沉而滑"有"轻者白虎汤，甚者承气汤"。作"甚"义胜。

④ 衰寒：《类证活人书·卷四》"问身微热烦躁面赤脉沉而微"有"身微热者，里寒故也"。作"里寒"义胜。

⑤ 火焰散：原作"少熖散"，道光本作"火熖散"，《类证活人书》作"火焰散"，"熖"为"焰"的讹字。据《类证活人书》改。

候冷为末，入真腊茶①一大钱匕和，为二服，每服水一盏，蜜半匙，煎六分，冷服。躁止、得睡、汗出，皆药之验也。

① 腊茶：茶叶一种。腊茶以其汁泛乳色，与溶蜡相似，故也称蜡茶。腊茶多以茶饼、茶团为主，有解毒、消食之效。

卷之七

小柴胡汤加减法

伤寒诸方，惟小柴胡为用最多，而诸家屡称述之。盖以柴胡、半夏能利能汗，凡半表半里之间，以之和解，皆可用也。抑不知小柴胡非特为表里和解设，其于解血热、消恶血诚有功焉。盖伤寒发热一二日间，解撤不去，其热必至于伤血，不问男女皆然。小柴胡汤内有黄芩、柴胡最行血热，所以屡获奇功。但药性差①寒，用之贵能加减，今推明活法：凡表发热，里又有燥渴、粪硬热证者，是为内外俱热，小柴胡加大黄。里无热证，但发热，在表者，小柴胡加桂。桂主解表，可以温血，所谓阴盛恶寒，甘辛发散者，此也。大黄主攻里，可以荡涤血热，所谓阳盛内热，酸苦涌泄者，此也。是又别其解表以温、攻里以寒之义。若遇少阳本证及无表里证，或表里不分之证，但依本方用之，并不须加减，此为正诀。虚者少与，尤在酌量。予每见后学数辈，疗治伤寒，辄用当归，其意盖为调血计，不思一滞中脘，二动痰涎，三坏胃气，而血热又非当归之所能除，惑之甚矣。否则，热入血室，张氏特以小柴

① 差：稍微。

胡主之，何哉？虽然均是和解耳，《局方》以和解散平稳之剂为和解，张氏以小柴胡差寒之剂为和解，意安在哉？盖《局方》和解散为寻常感冒和平解散设也，若夫热在半表半里，既不可汗，又不可下，非小柴胡一剂，孰能内和而外解之乎？然而学者亦不可以轻心而用小柴胡也，脉之不审，证之不详，纵横泛应，执小柴胡以为公据，脱①遇浮热似阳，其不误人性命几希矣。甚者仅以小柴胡收效一二，而乃不遵格法，轻用大柴胡，立意一差，祸不旋踵。吁，可畏哉！

伤寒诸笃证

摇头直视，形如烟熏，心绝。

唇吻反青，四肢多汗，肝绝。

反目直视，狂言遗尿，肾绝。

汗出发润，喘而不休，肺绝。

环口黧黑，柔汗发黄，脾绝。

汗出如油，喘促无已，水浆不下，形体不仁，命绝。

大发湿家汗则成痓，热而痓，不治。

发湿温汗，身青面变，耳聋不语，曰重暍，不治。

发风温汗，必谵语，并不治。

发风湿中湿汗，并逆。

---

① 脱：假使。

发动气汗，不治。

发少阴汗，九窍出血，曰下厥上竭，不治。

发少阳汗，则谵语①。

发汗只在头面，不至遍身，鼻衄不止者，逆。

发汗不至足者，逆。

诸逆发汗，剧者言乱目眩，并不治。

当汗无汗，服麻黄数剂，汗不出者，不治。

汗出如珠不流，不治。

汗出如油，口噤肉战，声吟②喘促，不治。

汗后呕吐，水药不入口者，逆。

热病脉躁盛而不得汗，不治。

汗后不为汗衰，复大热，脉③躁疾，狂言不食，曰阴阳交，不治。

忽冒昧无脉，服药后汗解则生；若无汗，脉不至者，不治。

少阴厥逆无脉，服药通脉，其脉渐续则生，暴出则不治。

下利厥逆无脉，灸之，脉不回，身不温，不治。

少阴四逆，下利恶寒而拳，发躁无脉，不治。

---

① 谵语：原作"膽语"，据道光本改。
② 声吟：道光本作"声吟"，本书卷一有"汗出如油，口噤肉战，呻吟喘促者，死"。作"呻吟"义胜。
③ 脉：原作"脐"，据道光本改。

下利日十余行，其脉反实者，逆。

少阳阳明合病，下利，脉长大而弦，曰负，不治。

阳病见阴脉，不治。

发斑属阳，见阴脉，不治。

代脉，不治。吐血衄血，脉反浮大而牢，不治。

阴易阳易，脉离经，外肾肿，腹中绞痛，手足拳挛，不治。

咳逆上气，脉散者，不治。

谵语，脉反沉微，四肢厥冷，不治。

脉阴阳俱虚，热不止者，不治。

七八日以上，发大热，难治。

舌本①烂，热不止者，逆。

下利发热，或汗不止，厥不止，并不治。

下利发热，厥逆，躁不得眠，不治。

谵语直视，或喘满，或下利，并不治。

谵语属阳，见阴证者，逆。

伤寒，脉乍疏乍数，不治。

发斑，先赤后黯，面色黧晦，不治。

发斑，大便自利，不治。

发黄而变黑，不治。

口干舌黑，不治。

① 舌本：即舌根。原作"舌木"，据道光本改。

口张目陷，不治。

张口出气，干呕，骨骸热痛者，逆。咳逆不止者，不治。

心下痓闷，上气喘粗者，逆。

霍乱，喘胀烦躁，不治。

误下湿家，额汗喘促，或小便不利，大便自利，不治。

头汗，内外关格，小便不利，此为阳脱，不治。

腹满咳逆，不得小便，不治。

腹大满而下泄，不治。若脉洪紧而滑，尤可虑。

脏结如结胸，舌白苔，阴筋引脐腹痛，时时下利，不治。

结胸证具，加烦躁，不治。

脏厥，七八日发厥肤冷，烦躁下利，无时①暂安，不治。

少阴吐利，厥逆烦躁，不治。

厥而下利，反能食者，曰除中，不治。

四肢厥逆，脐下绞痛石硬，眼定者，逆。

厥阴唇青舌卷黑而耳聋囊缩，不治。

头连脑痛甚，手足俱寒，不治。

阴毒阳毒，过六七日，不治。

---

① 无时：没有一刻，无有一时。

两感，不治。

狐惑，咽干声哑唇疮，不治。

赤斑，五救其一。

黑斑，十救其一。

寻衣摸空者，逆。

伤寒别名

清便自调、自可，谓大小便如常也。

大便秘而坚则曰硬。

小便不利，小便少，下利清谷，皆谓水谷不分。

得大便曰更衣。

大便坚，小便利，曰脾约。

下利曰飧泄。

肠澼谓痔也。

寒而利曰鸭溏，热而利曰肠垢。

转失气谓气转而响，时时失下，即后分①泄气，盖腹中有积。

大汗伤气，大下伤血，或火邪逼迫惊狂，或尺寸脉紧而反有汗，或发汗后汗不止而漏风，或阴病本无汗而反有汗，或其脉浮迟微弱不能作汗，皆曰亡阳。

吐、汗、下、温针以后，其病不解，曰坏病，曰

---

① 后分：肛门。

何逆。

痉后更发热，曰遗热。

脉相克贼，曰负。

两手无脉，曰双伏；一手无脉，曰单伏。

左关脉曰人迎，右关脉曰寸口，足跗上动脉曰冲阳，足后根上陷中动脉曰太溪。

妇人乳头直下近腹处曰期门。

脐下一寸曰气海，二寸曰丹田，三寸曰关元。

玄府即汗空①也。

脐间动气曰奔豚。

筋惕肉动曰瞤。

中暑曰中暍。

妄发湿温汗曰重暍。

渴欲饮水，水入即吐，曰水逆。

心下停水，怔忪，身无大热，头额微汗，曰水结胸。

干呕曰哕②，咳逆曰哕。

目中不了了，谓不明了也。睛不和，谓不和平如常也。

三月至夏方发病，曰晚发。

---

① 汗空：即汗孔。

② 哕（yuē 约）：古同"哕"，干呕。

伤寒戒忌

伤寒新瘥后，但少吃糜粥，常令稍饥，不得饱食，反此则复。

又不得早起，不得梳头洗面，不得多言，不得劳心费力，反此则复。

瘥后百日内，气体未得平，复犯房室者，死。

忌食猪、羊、鸡、鸭、狗肉、肥鱼、油腻、诸骨汁及咸藏①、鲊脯②、饼面、果物。

药有寒温相济

黄连汤用干姜、黄连，柴胡桂姜汤用黄芩、姜、桂，麻黄升麻汤用桂枝、石膏，返阴丹用附子、腻粉，阴旦汤用干姜、黄芩，与夫桂枝石膏汤、桂枝大黄汤、干姜黄连黄芩人参汤，某药性寒，某药性温，温以调阴，寒以调阳，盖使阴阳调而得其正。其有阳证当下而表怯者，阴证当温而带热者，皆可以前例推之，亦当权其冷热重轻为之增减，斯可矣。虽然，古之分剂与今之分剂多寡又不同焉，药则秤三四钱为一服，水则用一大盏取七分为一剂，此亦通今之论也。所谓利药不嫌生，温汤须要熟，又当权衡于此云。

---

① 咸藏：用盐腌制保存的食物。
② 鲊（zhǎ）脯：即用盐腌制的鱼干。鲊为一种用盐和红曲腌的鱼。

据　脉

伤寒治法，据脉为要，问证次之。证如此，脉亦如此，条例径行。若证热而脉迟，证寒而脉数，切不可自惑于仓卒，须是略去外证，专以脉为主领，斟酌而调理之，庶无差误。虽然，偏阳之脉又何耶？曰：人禀阴阳二气，阴根于阳，阳根于阴，往来流通而无间断者也。一或偏胜，百病生焉，盖偏阳则多热，偏阴则多寒。偏阴则六脉虚濡，按之无力，颇有细涩轻涩之状，病主沉寒，法当温散，人所易知。若夫病躯内外有热，其脉不数不洪，但指下急涩而小紧，如枝条刮刮之状，此则为阳胜阴，当用寒凉之剂，以解阳热愆伏之邪，以行血热凝结之毒，不可错认以为脉小脾虚，误以温药益其疾也。纵或呕逆，亦是热邪乘虚，热气闭隔，断不可以温热之剂投之，否则，堕厝火积薪①之辙矣。凡病皆当审斯。

警　省

伤寒证候，顷刻传变。伤寒治法，绳尺谨严，非可以轻心视之也。其间种类不一，条例浩繁，是固难矣。至于阴极发躁，热极发厥，阴证如阳，阳证如阴，脚气似乎伤寒，中暑似乎热病，与夫蓄血一证，上热下冷，乍哄乍

卷之七

一四九

---

① 厝（cuò措）火积薪：把火放到柴堆下面，比喻潜伏着很大危险，也作积薪厝火。厝，放置，同措。薪，柴草。

寒，甚至四肢发厥，昏迷闷绝，凡此等类，尤当审思而明辨之。若疑似未别，体认未明，姑且试探，切不可妄投决病之剂。方匕虽微，死生之系也，谨之哉！

药　方

本祖《南阳活人书》，其详见于《伤寒百问》。

凡下证不得用丸子药，谓水银、硇①、巴②、粉霜③之类作丸，以为转下，药性有毒，只取积滞，伤动脏腑，不能荡涤邪热以去病也。

小儿伤寒，节度④如大人法，但分剂少异，其间用药小冷耳。

产妇伤寒

或问：妇人伤寒，可得闻乎？曰：伤寒三百九十七条，一百一十三方，此张氏截然之笔削也，于某证则有某药，曷尝以男女为别哉？要之，月事去来，产前产后，男子所无，请发明其蕴，以解世俗之惑。盖妇人以血为主。发热恶寒，经水适来，经日热除而胸满谵语者，是则邪气

---

① 硇（náo 挠）：诸本并作"硇"，"硇"古同"硇"。硇砂功能消积软坚、化腐生肌。

② 巴：即巴豆。

③ 粉霜：轻粉为氯化亚汞结晶，粉霜为轻粉的升华物，主要为氯化高汞。轻粉与粉霜内服能祛痰、逐水、通便、攻毒。

④ 节度：规则，法则。

结于胸胁，当刺期门，随其实而取之。伤风经日，续生寒热，发作似疟，而经水适断者，是则血结而不行，当以小柴胡汤散之，所谓治之而愈者，此也。至如伤寒发热，经水适来，昼醒暮谵，如见怪状，是则里无留邪，热随血散，所谓不治自愈者，此也。前乎吐血、下血两条，并以犀角地黄汤、桃仁承气汤、抵当汤、丸之类，言之详矣。抑产前产后治法，将何择焉？曰：产前安胎，产后消瘀，于是遵依条例，斟酌轻重而调理之。安胎者何？桑寄生、阿胶、缩砂为要药，他如桂枝、半夏、桃仁、大黄堕胎及燥热等辈，则不可轻用也。消瘀者何？川芎、蒲黄、赤芍药、生地黄为要药，他如内补拦住败血之剂则不可轻进也。朱氏以阿胶、桑寄生、人参、茯苓、白术等而细末，糯米饮调剂，为孕妇安胎。以红花一分，官桂、芍药、甘草半之，姜枣同煎，为解表消瘀。以葱白、生姜大剂浓汁为产前发散。以小柴胡汤去半夏和解热入子宫。郭稽中①以枳壳、防风一度，甘草减半，末之，点服，主大便秘涩。又以蜜导一法，真可活人。然则产妇证治，观此可以问津索途矣。虽然，知安胎则不可不调气，知消瘀则不可不扶虚，枳壳、香附、陈皮以调气也，当归、川芎、黄芪、人参以扶虚也。退热则柴胡、黄芩，解肌则紫苏、干

---

① 郭稽中：宋代医学家，精产科。与李师圣共同编撰《产育宝庆方》（又名《产科经验宝庆集》《妇人产育保庆集》《产育保庆集》）传世。

葛，滋肠则麻仁、枳壳，助阳则干姜、良姜。其间采摭①，虽未备古人之经，然而甘辛为阳，酸苦为阴，皆不越古人之意。姑存之篇末，以便学者之观览云。

小儿伤寒

或问：小儿伤寒，可得闻乎？曰：小儿伤寒，与大人法度则同，但分剂少异，用药少冷，已略陈于前矣。然而惊风、疮豆亦尝赘布，此尤不可阙，请发明药证而条析之。恶风恶寒者，必偎人藏身，引衣密隐，是为表证，可微取其汗也。恶热内实者，必出头露面，扬手掷足，烦渴燥粪，掀衣气粗，是为里证，可略与疏利也。至若头额冷，手足凉，口中冷气，面色黯淡，大便泻青，此则阴病里虚，当以温药救其里也。举是三者，汗下温之法可以类推矣。发汗用桂枝麻黄各半汤加黄芩，解肌用香苏散加干葛，通利，四顺清凉饮；微利，人参败毒散；温里，理中汤；厥冷，甘草干姜汤；寻常感冒②，惺惺③散，或参苏饮；伤风发热，人参羌活散，或天麻防风丸；壮热者，升麻葛根汤；潮热者，生犀散、小柴胡汤加大黄；小便不通者，导赤散、五苓散、甘露饮；表里俱热，如表里俱见之证，洗心散主之；咳嗽则人参润肺散加紫苏，夹食则异香

---

① 采摭（zhí 直）：选取。
② 冒：原无，据明本补。
③ 惺惺：原无，据明本补。

散、紫霜丸辈。然亦视其小便或赤或白，可以知里热之有无；或清或浊，可以知里热之轻重。幼而婴孩，则以虎口指纹之红色验之；长而童孺，则以一指按其三关，据左手人迎之紧盛①者断之。所谓七十二证，某证某方，皆无越张、朱格例，特不过小小②分剂而中病则止也。不然，《幼幼新书》骈集③小儿伤寒，虽略举《巢源》一二，而终篇以《活人书》为法，果何意哉？故附于卷末，以备学者之观览云。

---

① 盛：原无，据明本补。

② 小小：少量，稍稍。

③ 骈（pián）集：凑集，聚会。

校注后记

《伤寒类书活人总括》又名《仁斋伤寒类书》，为南宋医家杨士瀛总括《伤寒论》《类证活人书》两书内容并参合己见而成。本书多以歌括贯其首，重视鉴别诊断，不仅方便记诵，更因"对病识证，因证得药"切用于临床。

1. 版本调研

《伤寒类书活人总括》有五个刻本和一个现代通行本，五个刻本分别为宋刻本（简称"宋本"）、元刻本（简称"元本"）、明刻本（简称"明本"）、清四库全书本（简称"四库本"）和清道光鲍氏活字本（简称"道光本"），现代通行本为2006年中国中医药出版社出版的林慧光教授主编的《杨士瀛医学全书》中的《伤寒类书活人总括》。

《伤寒类书活人总括》撰于南宋景定元年（1260），宋代未有单行本刊行，环溪书院将其与《新刊仁斋直指方论》《新刊仁斋直指小儿方论》《新刊仁斋直指医脉真经》合刊发行刻印，故又名《仁斋伤寒类书》。宋本《伤寒类书活人总括》在《中医图书联合目录》未有记载，现藏于上海图书馆，并于2005年由北京图书馆出版社出版了《仁斋直指方论》的影印再造善本，内含《伤寒类书活人总括》。元本（1271）据《中医图书联合目录》记载藏于国家图书馆，因客观原因，未能查阅。明本（1550）藏于台湾国立中央图书馆及日本早稻田大学图书馆，为朱崇正附遗本，该刻本在卷一附有"司天在泉五运六气之图"和"伤寒脉法直掌图"。1982 年台湾新文丰出版公司出版了影印明本《仁斋直指》，内含《伤寒类书活人总括》。四库本名《仁斋伤寒类书》，也是朱崇正附遗本，国家图书馆、台湾国立中央图书馆等均有收藏，北京商务印书馆及台湾商务印书馆股份有限公司等均出版过影印本。林慧光教授主编的《杨士瀛医学全书》所据底本亦为四库本。道光本（1828）藏于上海图书馆和上海中医药大学图书馆，为清代收藏家鲍约亭汇集家藏医书，校雠排印刊行，该本卷一没有附"司天在泉五运六气之图"和"伤寒脉法直掌图"。

五个版本除元本未见，均是足本。宋本有两页计 1349 字的内容阙失；明本、四库本除卷一增加了附录内容，其余基本同宋本；道光本为精校本，刻印精良，内容基本同宋本。

2. 底本、校本

按底本首选祖本、足本、精校本的原则，根据实际情况，我们选择宋本为底本，道光本为主校本，四库本为参校本，明本为宋本阙失内容的补入本。

选择宋本为底本，因其是祖本。例一，《卷五·发斑》条下"孙兆用紫雪一剂，《证治论》用白虎加人参汤"中的"紫雪"，对校则宋本作"紫雪"，明本、四库本、道光本并作"紫灵"；本校则《卷三·虚烦脚气类伤寒》有

"烦躁者，竹沥汤，或紫雪"，且诸本此处并作"紫雪"；他校则《中医方剂大辞典》等无名紫灵的方剂；理校则烦躁、发斑皆因热盛所致，紫雪丹、白虎加人参汤、竹沥汤皆清热之方，故当从宋本作"紫雪"是，因"雪"与"灵"之繁体"靈"字形相近而误。例二，《卷五·小便难》条下"阳明中风，脉浮弦大，身黄，鼻干，气短腹满，潮热时哕，心胁痛，嗜卧，小便难，小柴胡加茯苓"中的"鼻干"，对校则明本、四库本作"乌干"，道光本作"鼻干"，更有注本将"乌干"解作方言指面黑而干，他校则《伤寒论校注》有"阳明中风，脉弦浮大而短气，腹都满，胁下及心痛，久按之气不通，鼻干，不得汗，嗜卧，一身及目悉黄，小便难，有潮热，时时哕，耳前后肿，刺之小差，外不解，病过十日，脉续浮者，与小柴胡汤"，故当从宋本"鼻干"是。例三，《卷五·喘》"麻黄专主喘，喘家汤剂多用麻黄"中的"专"，宋本作"专"，明本、四库本、道光本并作"宁"；《卷四·奔豚动气》"发汗后，脐下悸者，欲作奔豚，茯苓桂甘大枣汤"中的"大枣"，宋本作"大枣"，明本、四库本作"大黄"，道光本作"大枣"。这两处也属字形相近而误用，只要稍稍结合医理，便知其误。其他类此三例者甚多，故以宋本为底本。

选择道光本为主校本，主要因为其是精校本。比如：例一，《卷四·自汗》条下"风湿，额上自汗，关节痛重，但微解肌，通用败毒散"中的"解肌"，宋本、明本、四库本作"解饥"，道光本作"解肌"，道光本为是。例二，《卷五·大便下利》条下"下利评语，有燥屎也，脉不微细，可下之，用小承气汤"中的"燥屎"，宋本、明本、四库本作"燥尿"，道光本作"燥屎"，道光本为是。例三，《卷五·烦躁》条下燥与躁共29处，其中宋本、明本、四库本误用27处，道光本仅误用1次。虽然道光本是精校本，但不能作为底本，因其也有不少擅改之处。比如：例一，《卷六·百合》条下"其状似寒无寒，似热无热，意中欲食，复不能食，默默欲卧，复不得卧，强欲出行，复不能行，崇朝口苦，小便赤黄，药入即吐利也"中的"崇朝口苦"，宋本、明本、四库本作"崇朝口苦"，道光本改作"口干舌苦"，崇朝意为终朝，从天亮到早饭之间，比喻时间短促。例二，《卷七·小儿伤寒》条下"寻常感冒惺惺散，或参苏饮"中的"寻常感冒"，宋本、明本、四库本作"寻常感冒"，道光本改作"循衣郁冒"，寻常感冒与循衣郁冒病因病机相差甚远。其他在段首加"凡"字者更多。

　　四库本虽然错误很多，但也有不少地方是校正过的，如《卷五·下脓血》条下"血证之脉何如"中的"脉"，宋本、明本作"昧"，道光本作"殊"，四库本作"脉"，从其后的内容来看，当从四库本作"脉"。明本与宋本在行数、字数、阴刻阳刻等版式上相同，故作为宋本阙失内容的补入本。他校书目以《黄帝内经·素问》《黄帝内经·灵枢经》《伤寒论》《金匮要略》《类证活人书》《仁斋直指方论》《普济方》等为主。

3. 标点校勘

标点与校勘都是为了更容易正确地理解文意，原则上是先标点后校勘，但实际上两者多是紧密联系的。比如：《卷四·自汗》"卫气所以密腠理而固津液也，卫为邪所干，不能护卫于表而汗出焉"中的"于表"，宋本作"于是"，明本、四库本作"于见"，道光本作"于表"。"于见"语意不通，如从宋本标点应为"卫气所以密腠理而固津液也，卫为邪所干，不能护卫，于是而汗出焉"，然"于是"与"而"皆是连词，且自汗多是卫表气虚所致，且"是"与"表"字形易误，大处着眼"于表"义胜。《卷四·头痛》"太阳头疼，发热恶寒，无汗，麻黄汤；有汗，桂枝汤。已汗未汗，头痛如破，连须葱白汤服之；痛不止，葛根葱白汤"中的"连须"，宋本、明本、四库本并作"连鬚"，道光本作"莲鬚"。如果断句为"头痛如破连须，葱白汤服之"，则有悖常理；如断句为"头痛如破，莲须葱白汤服之"，则莲须功效与治头痛无关，且《日华子本草》载莲须"忌地黄、葱、蒜"；如从"须"的繁体字"鬚"与"鬓"的繁体字"鬢"字形相近来考虑，是否还可能是"连鬓"，则"头痛如破连鬓，葱白汤服之"，似医理文理也通；但如结合《类证活人书·卷九·问头疼》"头痛如破者，连须葱白汤"，则断句就不再有任何疑惑了。《卷六·蛔厥狐惑》"张氏有言：厥阴为病，消渴，气上冲心，饥不欲食，食则吐蛔。吐蛔既出于胃冷，复有消渴之证，何哉？盖热在上焦，而中焦下焦虚寒无热耳"中的"冷复"二字，宋本作"令复"，明本、四库本作"令役"，道光本作"今复"。"今"与"令"、"复（復）"与"役"字形相近，然"役"语意不通，当作"复"是。"令复"语义不通，"今复"语义尚通，断句则为"吐蛔既出于胃，今复有消渴之证"。然"既"与"何哉"提示本句意在点出疑问矛盾，且"热在上焦，而中焦下焦虚寒无热耳"正是意在对比，而"胃"与"消渴"并无冲突。篇首歌括有"脏寒胃冷吐长虫"，再结合《类证活人书·卷二十》"胃冷虫动"，当作"冷复"是，断句如上，前言胃冷之病机，后接消渴之疑问，下文作答，文理医理皆通。

其他如搏与抟的校勘，查校书中包含"专"的"专""传""转"的书写形式，均为"專""傳""轉"；包含"専"的"傅""薄"，均为"傅""薄"，故不支持搏是抟（搏）的误写。

4. 校注举隅

整理古籍，首先要敢下笨功夫，对每个版本通篇逐字校读；其次宜存疑，忌轻易否定，重在落实证据；第三，读通是校注的前提，这就要求整理者具备广博的知识，古人谓"六经根柢史波澜"。要博览群书，其中《伤寒论校注》《金匮要略校注》《类证活人书》《仁斋直指方论》尤其重要。比如：黄连犀角汤的"犀角"，宋本、明本作"军角"，四库本、道光本作"犀角"，查"黄连犀角汤"源自《类证活人书》。其他如升麻汤与阳毒升麻汤，甘草汤与阴毒甘草汤，脾约丸、麻子仁丸与脾约麻仁丸，各有所指，并不是一方多名。例二，《卷六·阳证似阴阴证似阳》"阴证似阳，四逆汤加葱白主之。阴盛则躁，下虚则面赤，里寒则身微热也"中的"里寒"，宋本、明本、四库本、道光本并作"衰寒"，而《类证活人书·卷四·问身微热烦躁面赤脉沉而微》有"身微热者，里寒故也"，当作"里寒"是。例三，《卷五·漱水不咽》"阳明身热头疼，口燥漱水不欲入咽，必衄血，脉微者，犀角地黄汤、茅花汤"中的"茅花汤"，宋本、明本、四库本、道光本并作"棠花汤"，查中药中无"棠花"。运用本校则《卷五·衄血》有"衄不止，茅花汤"；运用他校则《类证活人书》有"茅花汤，治鼻衄不止"，《仁斋直指方论》有"茅苏汤，治呕血、衄血"；运用理校，《中药大辞典》载有"棣棠花""棠梨"和"棠梨枝叶"，棣棠花治久咳、消化不良、水肿、风湿痛、热毒疮，棠梨与棠梨枝叶治咳嗽与泻痢，皆无止血之功。故"棠花汤"当是"茅花汤"之误写。例四，《卷五·可与水》"呕吐，病在膈上，后必思水者，与猪苓散"中的"猪苓散"，宋本、明本、四库本、道光本及现代通行本并作"猪苓汤"，《类证活人书》无相似内容，而《金匮要略·呕吐哕下利病脉证治第十七》有"呕吐而病在膈上，后思水者，解，急与之。思水者，猪苓散主之"，故当从《金匮要略》猪苓散是。以上诸例，如仅从底本与校本之间进行文字对校，则可能使谬种流传，不知所云。

以上所述主要从文理医理方面对《伤寒类书活人总括》进行校注，还有许多其他的问题需要考虑，比如《伤寒类书活人总括》所据《伤寒论》版本问题。《伤寒类书活人总括》（1260）总括《伤寒论》与《类证活人书》并参附己见而成，从该书方剂名称和条文内容来看，其与《太平圣惠方·卷八》即淳化本《伤寒论》（992）关系非常密切，而并不是依据林亿等校定的宋定本《伤寒论》（1065）。如《伤寒类书活人总括》中桂枝芍药汤治身体不仁，《太平圣惠方·卷八》桂枝芍药汤药物组成为：桂枝一两，赤芍药一两，人参一两去芦头，甘草半两炙微赤剉，生姜半分，枣三枚，与宋定本《伤寒论》桂枝加芍药生姜各一两人参三两新加汤药物组成相同，桂枝加芍药生姜各一两人参三两新加汤主治发汗后气血不足的身体疼痛证，与身体不仁病机基本相同。

5. 学术思想

《伤寒类书活人总括》卷一《活人证治赋》确定了脉证合参对应证治三原则："据脉以验证，问证而对脉，证

一六一

如此，脉亦如此，一依条例用药。证与脉略同，则加减于其间。证与脉大异，则消息揣量，俟其形见，然后以某证某药条例主之。凡治伤寒，贵乎纤悉问证。"卷二、卷三《伤寒证治》等篇详尽论述了春温、夏热、风温、湿温、风湿、中湿、温毒、中暑、痉病、温疟、疫疠等病证治，特别注重辨病与辨证的结合，用药除《伤寒论》方外还因证选用桂枝石膏汤、栀子升麻汤、人参败毒散、香薷散、黑膏方、疟母煎丸等。卷四至卷六对发热、潮热、寒热、寒热似疟、热多寒少、汗后寒热、下后有热、恶风、恶寒、背恶寒、厥、四逆等77个主要证候做了精辟的分析。卷七论述小柴胡加减法、伤寒诸笃证、伤寒戒忌、产妇伤寒、小儿伤寒等。本书以仲景《伤寒论》、朱肱《类证活人书》为主，在脉证合参、寒温病及相似证的鉴别治疗上多有发挥，对临床辨证论治有重要的指导价值，是中医临床、研究工作者的重要参考书。

总 书 目

I

本　草

方　书